アラフォーで29kg減

甘やかしダイエット

ストイック0%

完璧主義は失敗のもと〜

一緒にがんばろーぜ

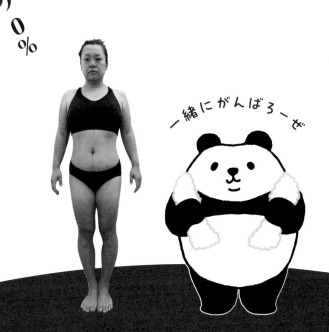

置き換えダイエットクリエーター

ちゃんるい

講談社

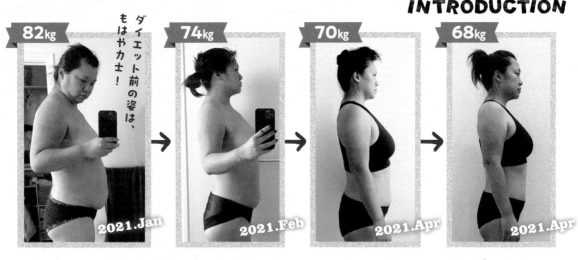

82kg　2021.Jan
ダイエット前の姿は、もはや力士！

74kg　2021.Feb

70kg　2021.Apr

68kg　2021.Apr

1年半で29kg減!!

66kg　2021.May

57kg　2021.Dec

53kg　2022.Jun

「明るいデブ」演じてました!!

ダイエットは期間限定の我慢大会じゃない

思えば「痩せたい」と願い続けた人生だった。そう私は産後デブではなく人生ず〜っとデブ。さんざん怠惰で太ったクセに、いざダイエットとなると「明日から腹筋50回！」と急に完璧主義を発揮しては挫折を繰り返す日々……。容姿コンプレックスを挽回するべく私は明るくイイ人を演じる事に一生懸命になった。周囲からのデブいじりも笑いで跳ねのける術を身に付け、気づけばコミュ力抜群の「明るいデブ」キャラが完成！大学では多くの友人に囲まれムードメーカーだったし、営業の仕事ではトップセールスにまで昇り詰めた。で

体型を隠すのが常だった

Before

2

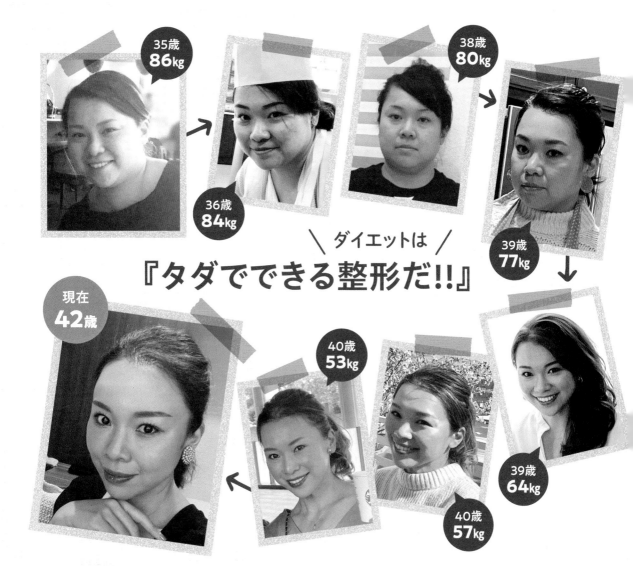

ダイエットは

『タダでできる整形だ!!』

35歳 **86kg**
36歳 **84kg**
38歳 **80kg**
39歳 **77kg**
現在 **42歳**
40歳 **53kg**
40歳 **57kg**
39歳 **64kg**

After

も心はいつも疲れ果てててた……。

結婚し、子育てをする私に、友人から15年ぶりに「会おう」と連絡が。本当は会いたいのに思わず「忙しい」と嘘をついて断った。86kgのデブなおばさんに成り下がった姿を見られたくなかったから……。そんな自分の行動に心底嫌気がさした。デブが理由で会いたい人に会えない、自分の生きたいように生きられない。この先ずっとこんな風に生きていくのか? コンプレックスに乗っ取られた人生、この手で奪い返したい! そう心が叫んだ出来事だった。こうして私はダイエットを決意しました。

これまでの挫折の経験から好きなモノを我慢する食事制限はやめ、食材を置き換え、調理方法を変えることで、美味しいのに低カロリーな食事を開発。1年半で29kgの大減量に成功しました! 本書はこの減量中、私が毎日食べていたレシピの全てが詰まっています!

3

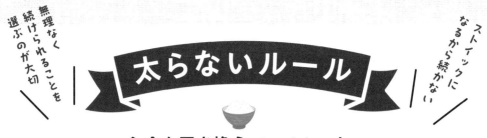

太らないルール

主食を置き換えてヘルシーに

ご飯を置き換えるとアンダーカロリーが狙える!!

カロリー……カリフラワー>オートミール>白米　の順でヘルシー!

タンパク質含有量……カリフラワー>オートミール>白米　の順で多い!

カレー

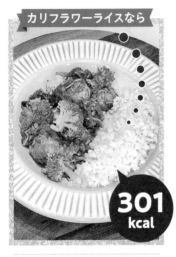

カリフラワーライスなら　**301** kcal

カリフラワーライス150g　**約42**kcal

P 4.5g　**F** 0.2g　**C** 3.5g

オートミールなら　**364** kcal

オートミール30g **約105**kcal

P 4.1g　**F** 1.7g　**C** 17.9g

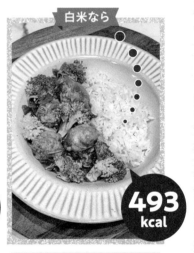

白米なら　**493** kcal

白米150g　　**約234**kcal

P 3.8g　**F** 0.5g　**C** 53.4g

P（Protein）＝たんぱく質、**F**（Fat）＝脂質、**C**（Carbohydrate）＝炭水化物

カツ煮

268 kcal　焼く

393 kcal　焼く

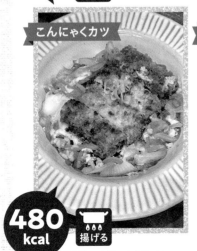

こんにゃくカツ

480 kcal　揚げる

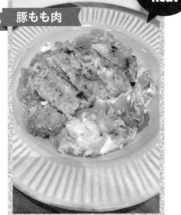

豚もも肉

食材・調理法を変えてみる

ご飯大好きな人は白米はそのままで「豚カツ」→「こんにゃくカツ」にするとヘルシーに。
豚カツは譲れないという人は調理方法を「揚げる」→「焼く」に変えて、主食を白米以外に置き換えるとヘルシーに。好きなモノを我慢せず、無理なく続けるのがちゃんるい流。

Contents

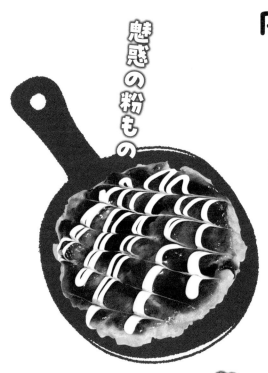

魅惑の粉もの

PART 1

置き換えワザ

12

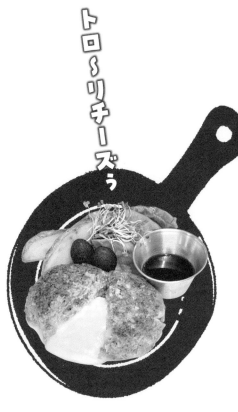

トロ〜リチーズぅ

神ワザ！

禁断のおもちっ

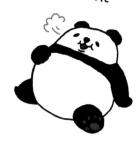

もうガマンは
や〜めた

64 レシピ

表記に関して
たんぱく質＝ **P**（Protein）
脂質＝ **F**（Fat）
炭水化物＝ **C**（Carbohydrate）

レシピ内の大、小の表記は大さじ、小さじを示します。（この本内すべて）

基本のこんにゃくカツ

カツの衣がサックサク

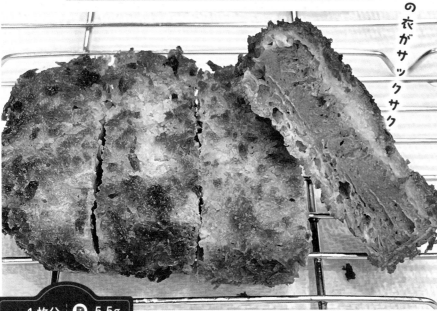

1枚分	P	5.5g
約**359** kcal	F	29.9g
	C	13.8g

POINT

強めに押すとこんにゃくの中から水分がたくさん出て来ます。ここでしっかり水分を抜くことで食感がよくなり、揚げる時の油跳ねを防ぐことができる。

揚げ

揚げる

7

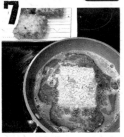

熱した油できつね色になるまで揚げたら出来上がり。

焼き

7

焼く

オリーブ油を軽くスプレーして210℃のオーブンで焼き色がついたら出来上がり。

1枚分	P	5.7g
約**147** kcal	F	6.4g
	C	13.7g

5

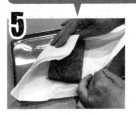

解凍したこんにゃくをキッチンペーパーで包み力を加えて水分を取り除く。

揚げ・焼き共通

6

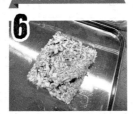

5に小麦粉→溶き卵½個→衣（パン粉15g、鶏がらスープの素顆粒・ラカントS・昆布茶顆粒各ひとつまみを混ぜたもの）の順につける。

冷凍こんにゃく

1

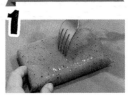

こんにゃく1枚の両面にフォークで刺して穴をあける。

2

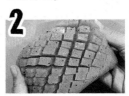

1のこんにゃくの両面にさいの目に切り目をいれる。

3 **2**を保存袋に入れて冷凍する。

4

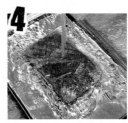

冷凍したこんにゃく1枚を保存袋に入ったまま流水解凍する。

こんにゃく

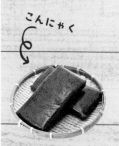

こんにゃくカツ丼

揚げる

1

玉ねぎ1/2個(薄切り)をフライパンで炒め、しんにりしたら<u>水大4</u>、<u>麺つゆ大2</u>、<u>ラカントS大1/2</u>を入れてひと煮たちさせる。

2

食べやすい大きさに切った基本のこんにゃくカツ1枚を**1**のフライパンに入れて、溶き卵1個分を流し入れる。蓋をして卵が半熟になるまで煮る。

3

器に好みの主食(白米、オートミール、カリフラワーライス)を盛り、その上に**2**を乗せ、わけぎ適量を添える。

衣に染みた甘辛味でこんにゃく感は消滅

1皿分 **P** 13.8g
約**480**kcal **F** 35.6g
C 22.7g
※主食部分を除く

こんにゃくカツサンド

焼き

1
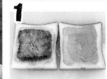
食パン2枚に<u>ソース・マヨネーズ各小2</u>を混ぜたものを塗り、基本のこんにゃくカツ(焼き)1枚を挟む。

2
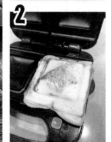
ホットサンドメーカーできつね色になるまで焼いたら出来上がり。

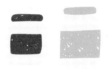

ダイエット中の罪悪感0カツサンド

1/2カット分 **P** 7.1g
約**223**kcal **F** 8.1g
C 28.3g

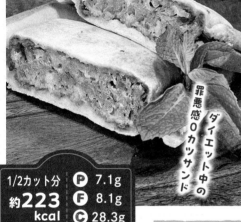

こんにゃくカツカレー

焼き

1
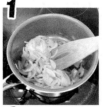
玉ねぎ1/2個(薄切り)をフライパンで炒め、しんにりしたら<u>カレー粉大1</u>、<u>ソース・ケチャップ各大1/2</u>、<u>にんにくチューブ1cm</u>、鶏がらスープの素顆粒1つまみ、<u>はちみつ・麺つゆ各小1/2</u>を全て入れて炒める。

2
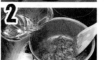
1に<u>水60ml</u>を加えてひと煮たちさせる。

3
器に好みの主食(白米、オートミール、カリフラワーライス)を盛り、その上に**2**のカレールウをかける。食べやすい大きさに切った基本のこんにゃくカツ(焼き)1枚を乗せて出来上がり。

ルウをカレー粉にして大幅カロリーダウン

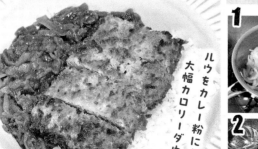

1皿分 **P** 8.0g
約**241**kcal **F** 7.3g
C 31.9g
※主食部分を除く

3
2を流水で解凍する。
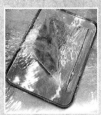

2
保存袋に入れて冷凍する。
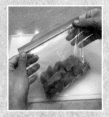

1
こんにゃく1枚（250g）を適当な大きさにちぎる。
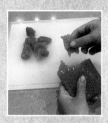

チーズinこんにゃく+牛肉ハンバーグ

 焼き レンジ

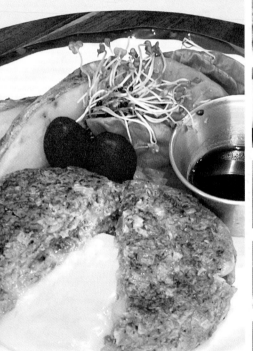

トローリチーズ最高でしょっ!!

1人分	**P**	17.9g
約**212** kcal	**F**	7.6g
	C	12.1g

1

こんにゃくミンチ（こんにゃく1枚分）（上記参照）を用意しておく。

2

ボウルに**1**と牛ももひき肉(赤身)50g、玉ねぎ50g（みじん切り）、にんにくチューブ1cm、鶏がらスープの素顆粒・ラカントS・塩コショウ各ひとつまみ、こんにゃくパウダー3gを入れてよくこねる。

3
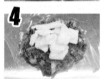
容器に溶けるチーズ20g、ラカントS小1を入れて絡めておく。（溶かしたりせず、チーズの表面にラカントをまとわせればOK。）

4
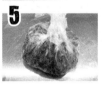
ラップの上に**2**を半量ひろげ、その上に**3**をのせる。

5
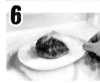
上に残りの**2**をかぶせてラップでくるんでチーズを包むように成型する。

6
耐熱皿に**5**をラップで包んだままのせて1〜2分レンチン。

7
6をフライパンに移し、表面に焼き色を付ける。

もちもちになってめっちゃ使える

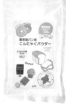

こんにゃくパウダー
100g当たり糖質0.5gで超低糖質。少し生地に加えるともっちりした仕上がりに。

┌─ **ソース** ─
│ 耐熱容器に、酒・醤油・酢・ラカントS 各大1、片栗粉小1/2を混ぜ、10秒レンチン。
│
│ ※加熱しすぎると片栗粉が固まりすぎるので注意
└─

10

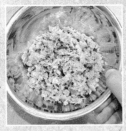

お肉の食感
バッチリ

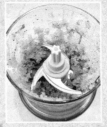

5 4をミキサーにかけてミンチ状にする。

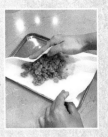

4 3をキッチンペーパーで包み水けを取り除く。

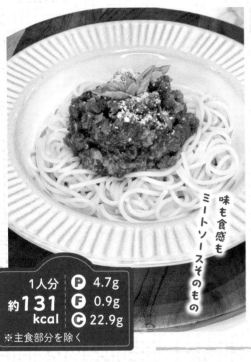

味も食感も
ミートソースそのもの

1人分		
約**131**kcal	**P**	4.7g
	F	0.9g
	C	22.9g
※主食部分を除く		

2人分 こんにゃくミートソース 焼き

1 玉ねぎ1個(みじん切り)、にんにくチューブ1cmを鍋で炒める。

2 1にこんにゃくミンチ(こんにゃく2枚分)(P.10参照)を入れてさらに炒める。

3 市販トマトソース缶200g、ケチャップ大2、ソース・ラカントS各大1、コンソメ顆粒ひとつまみを2の鍋に全て入れて煮込む。

4 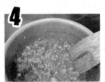 ある程度煮込んで水分が飛んだら出来上がり。

5 好みの麺(スパゲッティ、糖質0麺)を盛り、上に4、お好みでパルメザンチーズとバジルの葉をトッピングする。

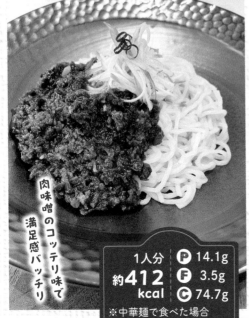

肉味噌のコッテリ味で
満足感バッチリ

1人分		
約**412**kcal	**P**	14.1g
	F	3.5g
	C	74.7g
※中華麺で食べた場合		

こんにゃくジャージャー麺 焼き

1 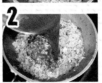 こんにゃくミンチ(こんにゃく1枚分)(P.10参照)とにんにく1片(みじん切り)をフライパンに入れて炒める。

2 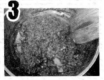 甜面醤・酒・ラカントS各大1、醤油大1/2、鶏がらスープの素顆粒小1/2、水100㎖、片栗粉小1を混ぜて1のフライパンに加えて絡める。

3 2を煮詰めて水分が飛んだら火をとめる。

4 ゆでた中華麺1玉を水で洗い、冷やして器に盛る。3ときゅうり20g(せん切り)、鷹の爪適量をのせて出来上がり。

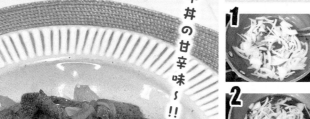

牛丼の甘辛味〜!!

こんにゃく牛丼

焼き

1 玉ねぎ1/4個(薄切り)をフライパンでしんなりするまで炒める。

2 1に麺つゆ・酒・ラカントS各大1、水大2、昆布茶顆粒ひとつまみを加える。

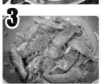

3 2に冷凍薄切りこんにゃく(こんにゃく1枚分)(下記参照)を入れて煮込む。火を止めて5分くらい置いておくと味がよく染み込む。

4 器に好みの主食(白米、オートミール、カリフラワーライス)を盛り、上に3をのせ、最後に紅生姜適量をそえたら出来上がり。

1人分		
	P	1.4g
約**57** kcal	**F**	0.1g
	C	7.4g

※主食部分を除く

冷凍薄切りこんにゃく

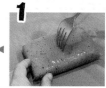 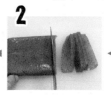 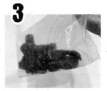 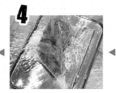 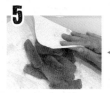

5 4をキッチンペーパーにはさんで水けをしっかり切る。

4 3を流水につけて解凍する。

3 2を保存袋に入れて、冷凍する。

2 1を5mm厚の薄切りにする。

1 こんにゃく1枚にフォークで穴をあける。

1人分		
	P	0.7g
約**22** kcal	**F**	0g
	C	1.9g

無限食いOK!

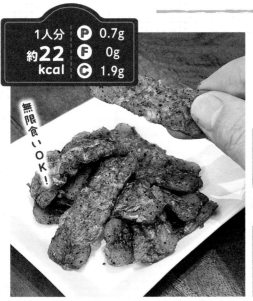

おしゃぶりこんにゃく

レンジ

1 こんにゃく1枚を約5mmの厚さに切る。

2 耐熱皿に並べて、3分レンチン。

3 一度レンジから取り出し、こんにゃくを裏返す。この時にお皿に水分が出ていたらキッチンペーパーでふき取り、再度3分レンチン。この手順を2回繰り返す。

4 保存袋に昆布茶顆粒・ラカントS各小1/2、乾燥パセリ適量を入れて、3のこんにゃくを入れて振り混ぜる。

こんにゃく唐揚げ

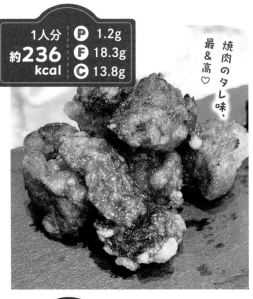

焼肉のタレ味、最&高♡

1人分 約236kcal P 1.2g F 18.3g C 13.8g

1 こんにゃく1袋は手で一口大にちぎり、保存袋に入れて冷蔵庫で凍らせる。

2 冷凍したこんにゃくを流水で解凍する。

3 キッチンペーパーで包み水けをしっかり取り除く。

4 器に焼肉のたれ大1、麺つゆ・ラカントS各小1.5、**3**を入れてなじませ10分以上置く。濃い味が好きな場合は長く置く！

5 **4**の容器に片栗粉大1を入れて混ぜ合わせ、熱した油できつね色になるまで揚げる。

牛すじ風こんにゃくねぎ焼き

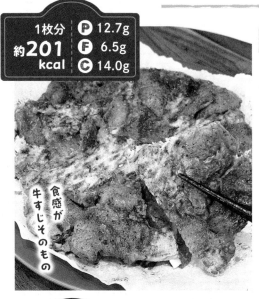

食感が牛すじそのもの

1枚分 約201kcal P 12.7g F 6.5g C 14.0g

1 こんにゃく1枚の下準備をする（こんにゃく唐揚げ1〜3参照）。

2 **1**をフライパンで軽く炒め、醤油・ラカントS・酒各小2を加え、調味する。火を止めて、そのまま置いておく。

3 ボウルにねぎ50g（小口切り）、卵1個、こんにゃくパウダー5g、昆布茶顆粒小1/2、鰹節2g程度、オートミール粉15g、水大3を入れてよく混ぜ合わせる。

4 **2**のフライパンに**3**を流し入れて焼く。

5 焼けたら裏返して両面焼き上げる。

こんにゃく酢豚

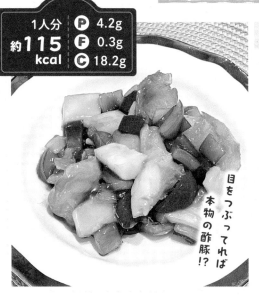

目をつぶってれば本物の酢豚!?

1人分 約115kcal P 4.2g F 0.3g C 18.2g

1 こんにゃく1/2袋の下準備をする（こんにゃく唐揚げ1〜3参照）。

2 赤パプリカ・ピーマン・玉ねぎ各40g、パイナップル20gを乱切りにする。

3 フライパンに赤パプリカ、ピーマン、玉ねぎを入れしんなりするまで炒める。

4 **3**のフライパンに混ぜ合わせた酢・醤油・水各大2、ラカントS大3、片栗粉小2、**1**のこんにゃくを入れる。

5 とろみがついたら火を止める。

6 最後にパイナップルをトッピングする。

約24個分 大豆ミートボール

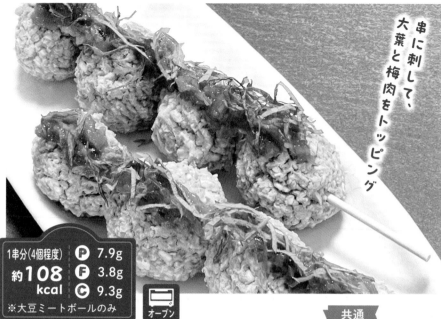

串に刺して、大葉と梅肉をトッピング

1串分(4個程度)		
約**108**kcal	P	7.9g
	F	3.8g
	C	9.3g
※大豆ミートボールのみ		

オーブン

大豆水煮缶
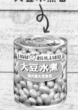

共通

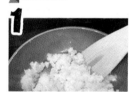

1 玉ねぎ150g(みじん切り)を、しんなりするまで炒める。

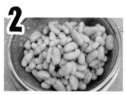

2 大豆水煮(280g)の水けをしっかり切る。

3 1、2、オートミール60g、ケチャップ・クレイジーソルト各小1、にんにくチューブ3cmをミキサーにかける。

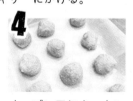

4 オーブン皿にクッキングシートを敷き、3を丸めて並べる。

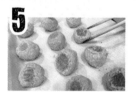

5 180℃のオーブンで途中ひっくり返しながら全体を約15分焼いて出来上がり。(全体に焼き色がつけばOK!)

保存
冷凍で1〜2週間。使う分だけ耐熱皿に出して、2〜3分レンチン。

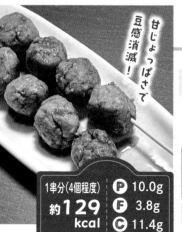

甘じょっぱさで豆感消滅！

1串分(4個程度)		
約**129**kcal	P	10.0g
	F	3.8g
	C	11.4g

味変!!大豆ミートボール

レンジ

1 耐熱容器に醤油大1.5、ラカントS大1を入れて軽く混ぜ、20秒レンチン。

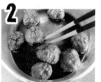

2 大豆ミートボール4個を**1**の中に入れタレを絡め、竹串に刺す。

※冷凍した大豆ミートボールを使う場合は2分レンチンしてからタレに絡める。

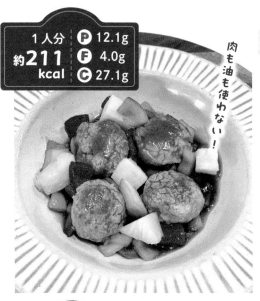

約**211** kcal
1人分 **P** 12.1g **F** 4.0g **C** 27.1g

肉も油も使わない！

大豆ミートボール酢豚

焼き

1 赤パプリカ・ピーマン・玉ねぎ各40gを乱切りにする。

2 フライパンに **1** を入れしんなりするまで炒める。

3 酢・醤油・水各大2、ラカントS 大3、片栗粉小2を混ぜ合わせ、**2** のフライパンにまわし入れ、とろみがついたら火を止める。

4 器に大豆ミートボール4個を入れ、**3** をかけ、最後にパイナップル20gをトッピングして出来上がり。

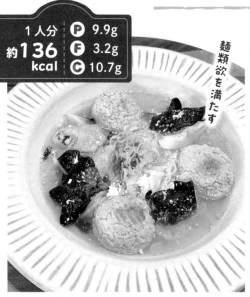

約**136** kcal
1人分 **P** 9.9g **F** 3.2g **C** 10.7g

麺類欲を満たす

2人分 ## 大豆ミートボール中華スープ

煮る

1 きくらげ3〜4枚をお湯で戻し食べやすい大きさに切る。キャベツ100gは一口大に切っておく。

2 鍋に水300㎖、鶏がらスープの素顆粒小2、白だし小1を入れ、沸騰し始めたら **1** を入れてひと煮たちさせる。

3 **2** に溶いた卵白1個分を入れてかき混ぜる。

4 **3** に水を切ったしらたき1袋を入れ、ひと煮たちさせる。

5 器に大豆ミートボールを1皿につき3個（全量6個）盛り、白ごまと長ねぎ（みじん切り）を散らす。

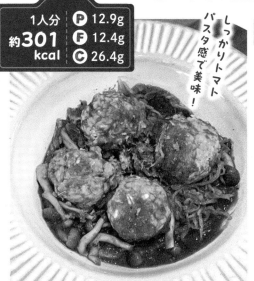

約**301** kcal
1人分 **P** 12.9g **F** 12.4g **C** 26.4g

しっかりトマトパスタ感で美味！

大豆ミートボールパスタ

焼く

1 しらたき1袋の共通手順を行う（P.16参照）。

2 ミニトマト3個は半分に切り、しめじ1/2パックは食べやすい大きさに切る。

3 フライパンに **2** を入れ、塩コショウ少々を振り、しんなりするまで炒める。

4 **3** に大豆ミートボール4個と市販のトマトソース150g、トマトケチャップ大1、ラカントS大1/2を入れ、ふつふつするまで煮込む。

※大豆ミートボールは崩れやすいのでかき混ぜすぎない。

5 **4** に **1** を入れ、ソースと絡める。

6 器に盛り、乾燥パセリを散らす。

味はそのまんまで
超低カロリー

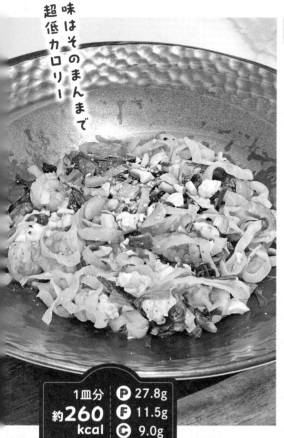

糖質0麺パッタイ

焼き

1 糖質0麺(平麺タイプ)1袋を用意し、下記共通手順 **1 ～ 5** を行う。

2 卵1個とラカントS小1を混ぜ、フライパンで炒り卵を作り、器にあげておく。

3 フライパンにえび50gを入れて炒め、火が通ったら食べやすい長さに切ったにら40g、もやし40g、干しえび10gを入れて火を通す。

4 **3** のフライパンに **1** を入れて、混ぜておいたナンプラー大1、トマトケチャップ小2、オイスターソース小1、酢・ラカントS各小2を入れて炒める。

5 **4** の火を止めて **2** を加えて軽く混ぜる。

6 器に盛り、カシューナッツ10gを砕いたものを散らして出来上がり。

1皿分 約260kcal
P 27.8g
F 11.5g
C 9.0g

3
冷凍→解凍で味が染み込みやすくなる
麺を糖質ゼロ麺・しらたきに換える

しらたき・糖質0麺共通手順

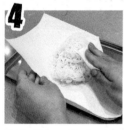

麺をざるにあけ、水を切り、キッチンペーパーでくるみ水けをしっかりとる。

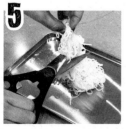

食べやすい長さに切る。

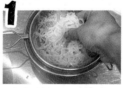

しらたき(糖質0麺)1袋をざるに出し、軽く水で洗う。

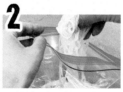

水けを切って、保存袋に入れて冷凍する。

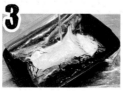

冷凍麺を流水で袋ごと解凍する。

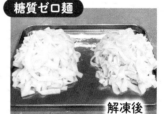

糖質ゼロ麺　解凍後

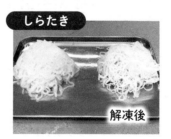

しらたき　解凍後

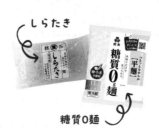

しらたき
糖質0麺

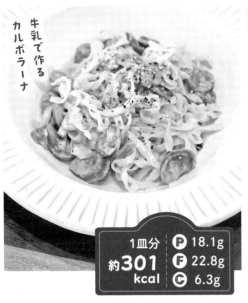

牛乳で作る
カルボラーナ

糖質0麺カルボナーラ

焼き

1 糖質0麺（平麺タイプ）1袋を用意し、共通手順 **1 〜 5** を行う（P.16参照）。

2 ウインナー2本（薄切り）をフライパンで炒め、牛乳50㎖、昆布茶小さじ1/2、コンソメ顆粒一つまみ、パルメザンチーズ大1を加えて沸々するまで煮る。

3 **2** に **1** を入れてソースと絡める。

4 フライパンを火からおろし、卵1個（溶いておく）を入れて、卵が固まりすぎないよう手早く混ぜ合わせる。

5 器に盛り付けパルメザンチーズ大1/2と黒コショウ適量をかける。

1皿分	P	18.1g
約**301**kcal	F	22.8g
	C	6.3g

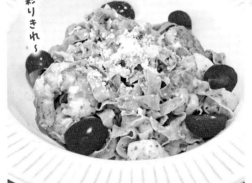

彩りきれ〜

糖質0麺ジェノベーゼ

焼き

1 糖質0麺（平麺タイプ）1袋を用意し、共通手順 **1 〜 5** を行う（P.16参照）。

2 フライパンでえび5尾・帆立2個（食べやすい大きさに切る）、牡蠣5個を炒めて火を通す。

3 **2** に市販ジェノベーゼソース大2を入れて絡め、**1** を加えてさらに絡める。

4 器に盛り、ミニトマト3個（半分に切る）、粉チーズ小1をトッピングする。

1皿分	P	47.1g
約**369**kcal	F	15.4g
	C	10.1g

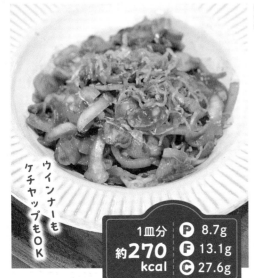

ウインナーも
ケチャップもOK

しらたきナポリタン

焼き

1 糖質0麺（平麺タイプ）1袋を用意し、共通手順 **1 〜 5** を行う（P.16参照）。

2 フライパンにウインナー2本（薄切り）、ピーマン1/2個（細切り）、玉ねぎ1/4個（薄切り）、マッシュルーム（薄切り）（他のキノコでもOK）2個を入れて炒め、軽く塩コショウをふる。

3 **2** にケチャップ大3、『お好みソース』大1、ラカントS小1/2を入れて、具材と絡める。

4 **3** に **1** を入れて絡め、器に盛り付ける。好みでパルメザンチーズやパセリをかける。

1皿分	P	8.7g
約**270**kcal	F	13.1g
	C	27.6g

うな丼

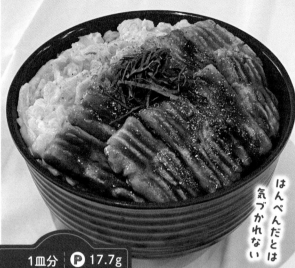

はんぺんだとは気づかれない

1皿分	P	17.7g
約220 kcal	F	6.7g
	C	16.0g

※主食部分を除く

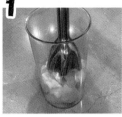

1 はんぺん1枚（ちぎる）とこんにゃくパウダー3gをミキサにかけてペースト状にする。

2 1を2等分して、クッキングシートの上に楕円状に広げフォークで模様をつける。

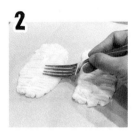

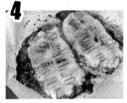

6 器に好みの主食（白米、オートミール、カリフラワーライス）を盛り、5と4を盛り、フライパンに残ったタレをかける。

7 大葉1枚（せん切り）を添え、粉山椒をふりかけて出来上がり。

酒大2、麺つゆ大1、ラカントS大1/2、醤油小1を混ぜ合わせたものを回しかけ、絡める。

5 耐熱容器に卵1個を割り入れ、ラカントS小1/2と混ぜ合わせて20秒レンチンし、スクランブルエッグを作る。

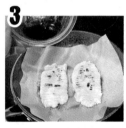

3 2をクッキングシートごとフライパンに入れて、両面に焦げ目をつける。

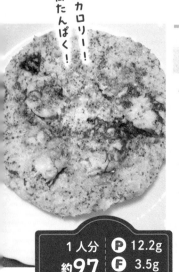

低カロリー！高たんぱく！

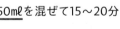

2人分 ブロッコリーチヂミ

1 こんにゃくパウダー5gと水150mℓを混ぜて15〜20分置く。

2 ブロッコリー1株をみじん切りにする。

3 耐熱容器に2を入れてラップをして2分レンチン。

4 3に1と卵1個、鶏がらスープの素顆粒小2、コンソメ顆粒小1/2を入れて混ぜる。

5 クッキングシートを敷いたフライパンに4を流し入れ、1分レンチンしたえび4尾を並べて蓋をして焼く。

6 片面が焼けたらひっくり返して両面焼く。

1人分	P	12.2g
約97 kcal	F	3.5g
	C	3.3g

こんにゃくパウダー↓

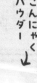

18

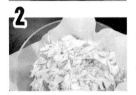

1 キャベツ100g（せん切り）、長ねぎ10g（小口切り）、こんにゃくパウダー5g、卵1個、昆布茶顆粒ひとつまみ、鰹節2g程度をボウルで混ぜ合わせる。

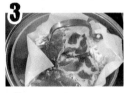

2 フライパンにクッキングシートを敷き、**1**をひろげる。

3 豚もも肉薄切り50gを乗せ、ふたをして焼く。

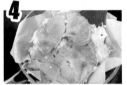

4 返せるくらい焼き固まってきたら、ひっくり返す。

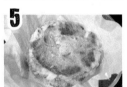

5 両面に焼き色を付ける。『お好みソース』大1と<u>マヨネーズ小1</u>をかける。

焼き

豚玉お好み焼き

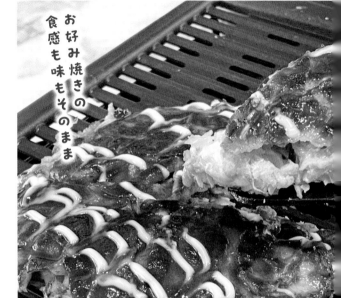

お好み焼きの食感も味もそのまま

1枚分	**P** 21.1g
約246 kcal	**F** 11.8g
	C 11.9g

そぼろあんにこんにゃくを使用！

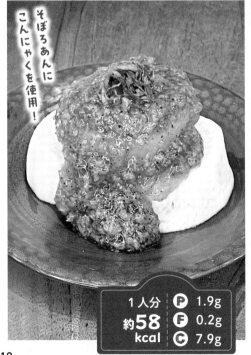

1人分	**P** 1.9g
約58 kcal	**F** 0.2g
	C 7.9g

レンジ

2人分 **大根そぼろあん**

1 大根300g（皮をむいて2〜3cm厚さに切る）を耐熱皿に並べる。

2 **1**を4〜5分レンチンする。

3 竹串がスッと通れば芯まで火が通っている。

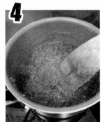

4 鍋にこんにゃくミンチ（こんにゃく1枚分）（P.10参照）と水200㎖、酒・醤油・白だし・ラカントS各大1、昆布茶顆粒小1/2を入れてひと煮たちさせ、こんにゃくパウダー小1を入れ、ダマにならないうちに手早く混ぜ合わせてとろみをつける。

5 器に**3**の大根を盛り、**4**のあんをかける。大葉1枚（みじん切り）を添える。

5

白米をカリフラワーライスに換える

カリフラワーに卵白をまとわすと野菜感消失

カリフラワーライス

冷凍カリフラワーライス

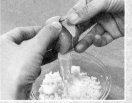
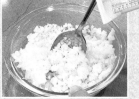

ちゃんるぃ
POINT

カリフラワーに卵白をまとわせて加熱すると、ごはんのような弾力を感じられて野菜の食感や、冷凍カリフラワーの水っぽさを消すことができる。

カリフラワーライスは水分との戦い。生のカリフラワーをみじん切りして使うよりも、水っぽさが少ない「冷凍カリフラワーライス」がお勧め。大きさが均一になっているので米っぽさがアップ！

アボカドとベーコンのカリフラワーチーズリゾット

[レンジ]

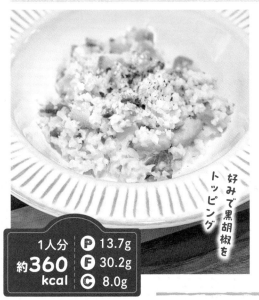

好みで黒胡椒をトッピング

1 アボカド1/2個、ベーコン30gを細かく切る。

2 耐熱容器に **1**、冷凍カリフラワーライス100g、溶けるスライスチーズ1枚、牛乳大2、コンソメ顆粒小1/2を入れて混ぜる。

3 **2**にふわっとラップして2分レンチン。ラップを外してさらに30秒レンチンする。

1人分 約360kcal
P 13.7g
F 30.2g
C 8.0g

カリフラワー高菜チャーハン

[レンジ]

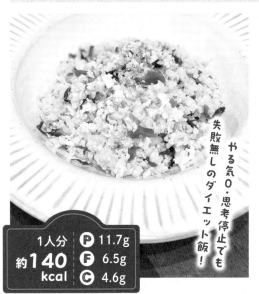

失敗無しのダイエット飯！
やる気0・思考停止でも

1 冷凍カリフラワーライス150gを耐熱容器に入れ、卵1個と一緒に混ぜ合わせる。

2 **1**にふわっとラップして卵が固まるまで4〜5分レンチン。

3 **2**に高菜の漬物30g、昆布茶粉末・ラカントS各ひとつまみを加えて混ぜ、ふわっとラップしてさらにレンチン30秒。

4 器に盛り、白ごまひとつまみを散らす。

1人分 約140kcal
P 11.7g
F 6.5g
C 4.6g

カリフラワーチャーハン

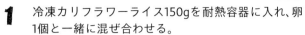

1 冷凍カリフラワーライス150gを耐熱容器に入れ、卵1個と一緒に混ぜ合わせる。

2 ふんわりラップをして5分レンチン。(卵が固まったらOK)

3 **2**に昆布茶粉末小1/2、ラカントS小さじ1、塩コショウ少々を全て入れて混ぜ合わせる。

4 ねぎ10cm長さ(みじん切り)とウインナー2本(斜め切り)を入れ、ふんわりラップをして30秒レンチン。

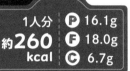

TVでも紹介された神レシピ!

1人分	**P**	16.1g
約260 kcal	**F**	18.0g
	C	6.7g

カリフラワーオムライス

1 卵1個を白身と黄身に分ける。

2 冷凍カリフラワーライス100gと卵白を混ぜ合わせる。

3 ふわっとラップして卵白が固まるまでレンチン(約5分)し、スプーンでほぐす。

4 **3**にピーマン・ベーコン各30g(みじん切り)、塩コショウ少々、ケチャップ大1を入れ混ぜる。

5 **4**にふわっとラップしてさらにレンチン1分。混ぜればケチャップライスが完成!

6 卵黄と牛乳小1を混ぜてフライパンで焼く。

7 **5**に**6**をのせる。好みでケチャップやパセリをかける。

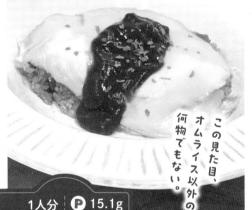

この見た目、オムライス以外の何物でもない。

1人分	**P**	15.1g
約280 kcal	**F**	18.1g
	C	13.6g

カリフラワーカレーピラフ

1 冷凍カリフラワーライス150gを耐熱容器に入れ、卵白1個分と一緒に混ぜ合わせる。

2 **1**にふわっとラップして卵が固まるまで4～5分レンチン。

3 ピーマン・ベーコン各30gをみじん切りにし、カレー粉小1、ケチャップ小1/2、ソース小1/2を入れて混ぜる。

4 **3**にふわっとラップしてさらにレンチン1分。(トッピングはお好みで)レーズン10g、パルメザン小1。

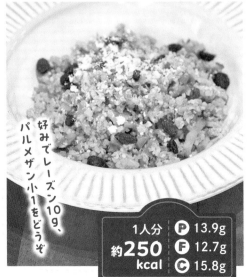
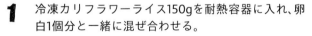

好みでレーズン10g、パルメザン小1をどうぞ

1人分	**P**	13.9g
約250 kcal	**F**	12.7g
	C	15.8g

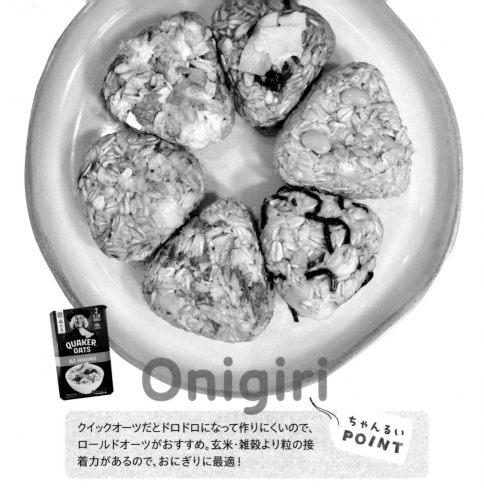

Onigiri

白米をオートミールに換える

オートミールをしっかりふやかして"鳥のエサ"感消滅

ちゃんるい POINT

クイックオーツだとドロドロになって作りにくいので、ロールドオーツがおすすめ。玄米・雑穀より粒の接着力があるので、おにぎりに最適!

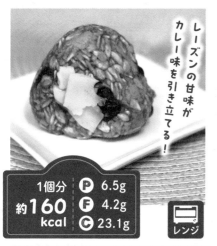

レーズンの甘味がカレー味を引き立てる!

1個分	P	6.5g
約160 kcal	F	4.2g
	C	23.1g

レンジ

チーズカレーおにぎり

1 オートミール(ロールドオーツ)(30g)に水(45㎖)を入れて60秒レンチン。

2 1にカレー粉小1/2、スライスチーズ1/2枚、レーズン適量、ソース小1/2、ケチャップ小1/2を全て入れて混ぜ合わせ、熱々のうちにラップにくるんでにぎる。

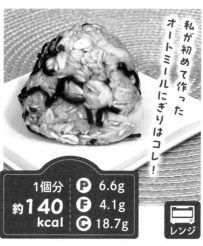

私が初めて作ったオートミールにぎりはコレ!

1個分	P	6.6g
約140 kcal	F	4.1g
	C	18.7g

レンジ

塩昆布チーズおにぎり

1 オートミール(ロールドオーツ)(30g)に水(45㎖)を入れて60秒レンチン。

2 塩昆布(3g)とスライスチーズ(1/2枚)を混ぜ、熱々のうちにラップにくるんでにぎる。

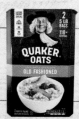

オートミール(ロールドオーツ)

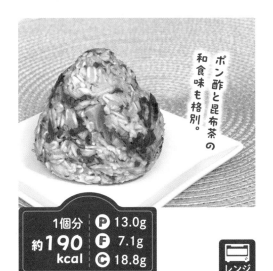

ポン酢と昆布茶の和食味も格別。

1個分		
約**190**kcal	**P**	13.0g
	F	7.1g
	C	18.8g

レンジ

さばポン酢おにぎり

1 オートミール(ロールドオーツ)(30g)に水(45㎖)を入れて60秒レンチン。

2 1にさばの水煮缶(水分を切る)1切れ、ポン酢小1/2、昆布茶粉末1つまみ、大葉1枚、白ごま適量を全て入れて混ぜ合わせ、熱々のうちにラップにくるんでにぎる。

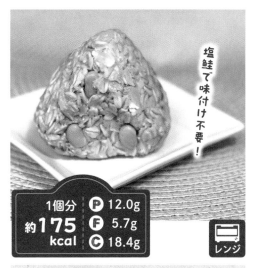

塩鮭で味付け不要!

1個分		
約**175**kcal	**P**	12.0g
	F	5.7g
	C	18.4g

レンジ

鮭・枝豆おにぎり

1 オートミール(ロールドオーツ)(30g)に水(45㎖)を入れて60秒レンチン。

2 1に鮭の塩焼き30g、枝豆10gを全て入れて混ぜ合わせ、熱々のうちにラップにくるんでにぎる。

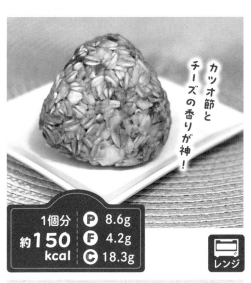

カツオ節とチーズの香りが神!

1個分		
約**150**kcal	**P**	8.6g
	F	4.2g
	C	18.3g

レンジ

チーズおかかおにぎり

1 オートミール(ロールドオーツ)(30g)に水(45㎖)を入れて60秒レンチン。

2 鰹節適量と醤油小1/2を混ぜ合わせる。

3 1に2とスライスチーズ1/2枚を入れて混ぜ合わせ、熱々のうちにラップにくるんでにぎる。

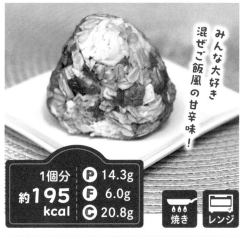

みんな大好き混ぜご飯風の甘辛味!

1個分		
約**195**kcal	**P**	14.3g
	F	6.0g
	C	20.8g

焼き　レンジ

プルコギたまごおにぎり

1 オートミール(ロールドオーツ)(30g)に水(45㎖)を入れて60秒レンチン。

2 フライパンで牛薄切り肉30gを炒め焼肉のたれ小1を絡める。

3 フライパンに溶き卵1/2個分を流し入れ、スクランブルエッグを作る。

4 1に2と3、細かく切ったねぎ適量を入れて混ぜ合わせ、熱々のうちにラップにくるんでにぎる。

食物繊維が豊富なサイリウム※で満腹感アップ

もっちり感はオートミール粉（パウダー）＋サイリウムに換える

甘辛さはそのまま！

| 2人分 | **トッポギ** |

焼き　レンジ

1. オートミール粉40g、ラカントS大1、サイリウム大1/2を混ぜ合わせる。

2. 1に水80mlを数回に分けて少しずつ混ぜ合わせてひとまとまりにする。

3. 2を耐熱容器に入れて、30秒レンチン。

4. 3を棒状に細長くのばし、食べやすい長さに切り分ける。

5. フライパンにコチュジャン・酒各大1、醤油・ラカントS各小1、水大3を入れて混ぜ合わせ、ひと煮たちさせたら、4を入れて絡める。

6. 器に盛り、白ごまとわけぎを散らす。

| 1人分 約109kcal | P 3.9g | F 2.3g | C 16.1g |

もちもち食感はそのまま！

| 2人分 | **オートミール海鮮チヂミ** |

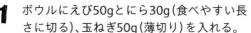焼き

1. ボウルにえび50gとにら30g（食べやすい長さに切る）、玉ねぎ50g（薄切り）を入れる。

2. 別のボウルにサイリウム5g、オートミール粉35g、昆布茶顆粒・ラカントS・鶏ガラ顆粒各小1を混ぜ、水100mlを入れて混ぜ合わせる。

3. 1のボウルに2を加え、よく混ぜ合わせる。

4. フライパンに3をひろげて焼く。焼き目がついたら裏返して両面焼く。

| 1人分 約103kcal | P 8.1g | F 1.4g | C 14.5g |

驚きの低カロリー！！

| 4個分 | **いそべ餅** |

焼き　レンジ

1. ボウルにオートミール粉40g、ラカントS大1、サイリウム大1、ベーキングパウダー小2を全て入れて混ぜ合わせる。

2. 1に水150mlを数回に分けて少しずつ入れて混ぜ合わせ、ひとかたまりにする。
※一気に水を入れるとまとまらなくなるので注意！

3. 2を耐熱容器に入れて、30秒レンチン。

4. 3を4等分して丸めて、フライパンで焼く。
※平たくすると火が通りやすい。

5. 表面に焼き色がついたら、裏返して両面焼く。

6. 5に麺つゆ・醤油・酒各大1、ラカントS大1.5を混ぜて回し入れ、全体に絡める。

7. 焼き海苔を好みの大きさに切って、6に巻く。

| 1個分 約48kcal | P 1.9g | F 0.6g | C 7.5g |

サイリウム

OATMEAL POWDER
オートミールパウダー

※オオバコ科植物の種の粉

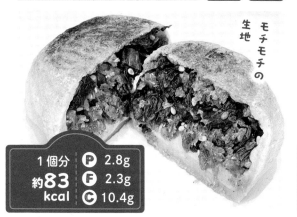

モチモチの生地

1個分 **P** 2.8g
約**83** **F** 2.3g
kcal **C** 10.4g

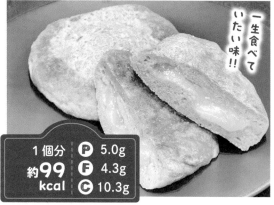

一生食べていたい味!!

1個分 **P** 5.0g
約**99** **F** 4.3g
kcal **C** 10.3g

5 具材を包む

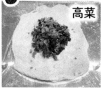 高菜　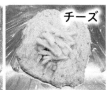 チーズ

ラップの上で生地をのばし、具材を1/3量ずつのせる。

6 共通

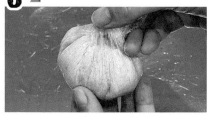

ラップを使って具材を生地の中にくるむ。

7 焼く 共通

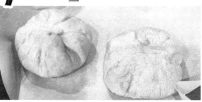

フライパンで**5**の表面を焼く。

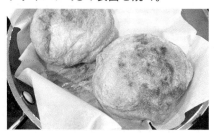

焼き色がついたら裏返して両面焼く。

2 生地を作る 共通

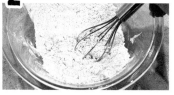

ボウルに粉類を入れて混ぜ合わせる。

高菜：粉類（オートミール粉40g、サイリウム大1、ベーキングパウダー小3）

チーズ：粉類（オートミール粉40g、サイリウム大1.5、ベーキングパウダー小4）

3 共通

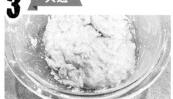

2に水150mlを数回に分けて少しずつ入れて混ぜ合わせ、ひとかたまりにする。

※一気に水を入れるとまとまらなくなるので注意。

4 共通

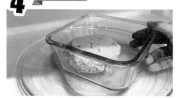

3を耐熱容器に入れて、30秒レンチンし、生地を3等分にする。

1 具材を作る

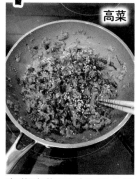

高菜

高菜漬物40g（みじん切り）、「こんにゃくミンチ」（こんにゃく1枚分）（P.10参照）、調味料（麺つゆ・酒各大1、ラカントS大1.5、白ごま大1/2）をフライパンに入れて水分がなくなるまで炒める。

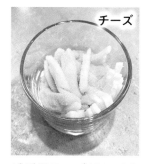

チーズ

ピザ用チーズ40g、ラカントS大1、昆布茶顆粒小1を入れて混ぜ合わせておく。

※この時チーズは溶かさず、表面に粉類をまとわせる感じ。

25

小麦粉をカリフラワーパウダーに換える

カリフラワーパウダー＋サイリウムで生地を作る

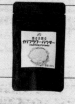

カリフラワーパウダー↓

マルゲリータ

2人分

レンジオーブン

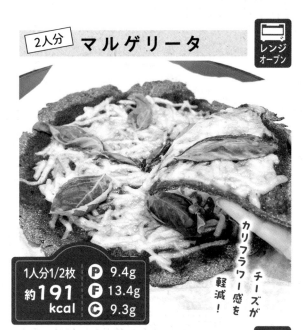

1人分1/2枚	**P**	9.4g
約191 kcal	**F**	13.4g
	C	9.3g

チーズがカリフラワー感を軽減！

ルッコラと生ハムのピザ

2人分

レンジオーブン

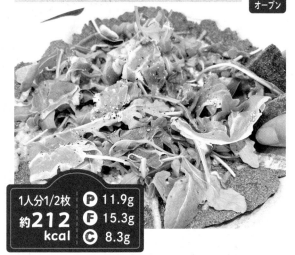

1人分1/2枚	**P**	11.9g
約212 kcal	**F**	15.3g
	C	8.3g

ピザ生地

1

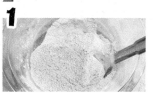

ボウルにカリフラワーパウダー50g、ベーキングパウダー小2、ラカントS大2、サイリウム小3を入れて混ぜ合わせる。

2

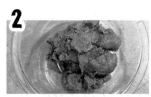

1に水120mlを数回に分けて少しずつ入れて混ぜ合わせ、ひとかたまりにする。

※一気に水を入れるとまとまらなくなるので注意。

3

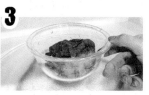

2を耐熱容器に入れて、30秒レンチン。

4

クッキングシートの上に生地をのばす。

ピザマルゲリータ

7

焼きあがったらバジルの葉を添えて出来上がり。

6

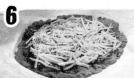

220℃のオーブンで約10分焼く。

5

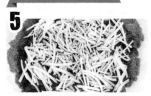

トマトソース大2、ピザ用チーズ50gをのせる。

ルッコラと生ハムのピザ

7

焼きあがったらルッコラ30gと生ハム20gをのせて出来上がり。

6

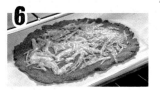

220℃のオーブンで約10分焼く。

5

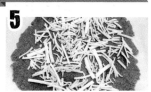

ピザ用チーズ50gをのせる。

トルティーヤ

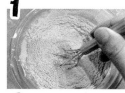

1 ボウルにカリフラワー粉100g、ラカントS大2、サイリウム小3、塩ひとつまみを入れて混ぜ合わせる。

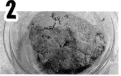

2 1に水300mℓを数回に分けて入れて混ぜ、生地をひとまとまりにする。

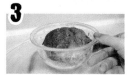

3 2を耐熱容器に入れて、30〜40秒レンチン。

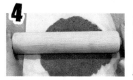

4 3を5等分して、麺棒を使いクッキングシートの上で厚さ2ミリ程度の薄さにのばす。

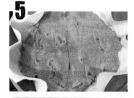

5 クッキングシートのままフライパンにのせ、両面をしっかり焼く。焼けたらフライパンから出して冷ます。

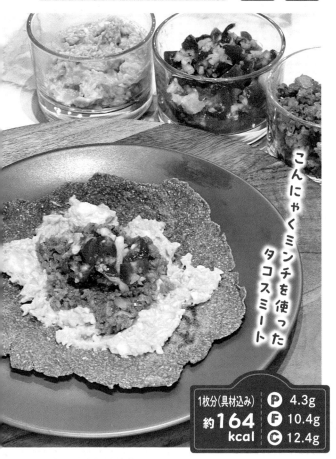

こんにゃくミンチを使ったタコスミート

1枚分（具材込み）
約**164**kcal
P 4.3g
F 10.4g
C 12.4g

食べ方 トルティーヤの生地にトマトサルサ、ワカモレ、こんにゃくタコスミートをのせて出来上がり。

トマトサルサ

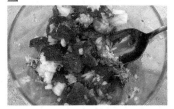

1 玉ねぎ1/4個をみじん切りにして5分程度水にさらし、しっかり水けをきっておく。

2 ミニトマト8個とパセリをみじん切りにする。

3 容器に1と2、レモン汁大1/2、塩コショウ少々、にんにくチューブ1cm、タバスコ適量を全て入れて混ぜ合わせる。

ワカモレ

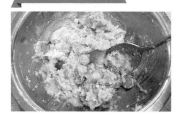

1 玉ねぎ1/4個をみじん切りにして5分程度水にさらし、しっかり水けをきっておく。

2 アボカド1個、1、にんにくチューブ1cm、レモン汁大1/2、塩コショウ少々を全て入れて混ぜ合わせる。

こんにゃくタコスミート

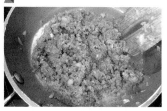

1 こんにゃくミンチ（こんにゃく1枚分）（P.10参照）を用意する。

2 玉ねぎ1/4個（みじん切り）とにんにく1片（みじん切り）をフライパンで炒める。

3 2のフライパンに1とケチャップ大1、カレー粉・ソース大1/2、醤油小1、鶏がらスープの素顆粒・ラカントS小1/2を混ぜ入れてさらに炒める。

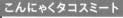
ちゃんるぃ **POINT**

カリフラワー粉はパラパラしていて崩れやすい素材。生地を薄めにのばしてから加熱することで破れにくくなります。焼いた後に冷ますことでさらに破れにくくなります。

オートミールフォカッチャ

6個分

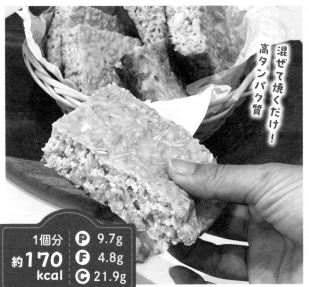

混ぜて焼くだけ！高タンパク質

1個分	P	9.7g
約170 kcal	F	4.8g
	C	21.9g

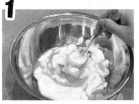

1 大きめのボウルに卵3個と無脂肪・無糖ヨーグルト300gを入れる。

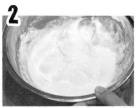

2 白っぽくなるまでしっかり混ぜる。

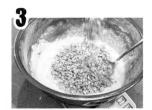

3 2にオートミール（ロールドオーツ）180gと塩ひとつまみを入れてしっかり混ぜ合わせる。

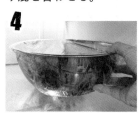

4 30分冷蔵庫で寝かせる。

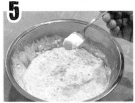

5 4にベーキングパウダー小3を入れて混ぜる。

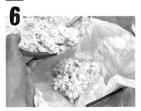

6 四角い耐熱容器にクッキングシートを敷き、5を全て入れて平らにならす。

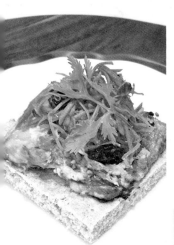

7 200℃のオーブンで25～30分焼く。

8 冷めたら耐熱容器から取り出す。

9 6等分に切る。

さばのオープンサンド

1 骨を取り除いたさばの塩焼き50gを用意。

2 オートミール食パン1枚（P.29参照）の上に1、キャロットラペ10g（P.29参照）、パクチーをのせる。

さばの良質な脂質も摂れる優秀サンド

1人分	P	18.5g
約248 kcal	F	14.9g
	C	14.4g

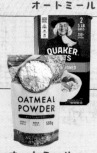

オートミール

オートミールパウダー

28

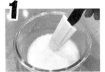

1 耐熱容器にココナッツオイル小2とアーモンドミルク70mℓを入れ、20秒レンチン。(ココナッツオイルが液体状になればOK)

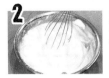

2 別のボウルに卵白3個分、ラカントS15gを入れて、泡立て器で白いホイップ状になるまで泡立てる。(角が立つくらいしっかり泡立てる。)

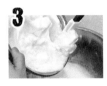

3 1と2を大き目のボウルに入れ軽く混ぜる。※卵白の泡をなるべくつぶさないよう、サックリ切るように混ぜる。

4 オートミール粉80g、ベーキングパウダー小1、塩ひとつまみを合わせ、ふるいながら3～4回に分けて3と混ぜ合わせる。※卵白の泡をなるべくつぶさないよう、サックリ切るように混ぜる。

4枚分	オートミール食パン	オーブン

こねる事も発酵も必要無し！

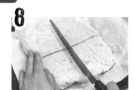

		1枚分	P	5.7g
	約105 kcal	F	3.4g
		C	12.4g

5 四角い耐熱容器(写真は一辺18cmの正方形皿を使用。)にクッキングシートを敷き、4を全て入れて平らにならす。

6 170℃のオーブンで20～25分焼く。

7 耐熱容器から取り出す。

POINT

耐熱容器なら何でも代用可能！容器の底から1.5cmほどの厚さに生地を流し入れ、焼きあがり後好きな大きさに切ればOK！

8
冷ましてから、4等分に切る。

		1人分	P	18.2g
	約290 kcal	F	11.2g
		C	28.1g

たまごサンド

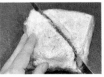

1 オートミール食パン2枚(上記参照)にタルタルソース80g(右記参照)を挟み、2等分に切る。

※ラップに包んでから2等分すると形が崩れにくく綺麗に出来上がる。

タルタルソース

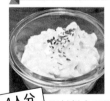

		1人分(50g前後)	P	4.6g
	約50 kcal	F	3.0g
		C	2.2g

4人分 ※材料全て混ぜ合わせるだけ！

無脂肪・無糖ヨーグルト100g、ゆで卵2個、ラカントS小1.5、昆布茶(orコンソメ顆粒)小1弱、塩コショウ少々、パセリ適量お好みで。

キャロットラペ

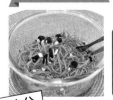

		1人分	P	0.9g
	約56 kcal	F	1.4g
		C	8.9g

4人分 ※材料全て混ぜ合わせて10分置くだけ！

にんじん1本(せん切り)、アーモンド8粒(細かく砕く)、無糖レーズン30g、ラカントS大1/2、酢大2、塩コショウ少々。

小麦・砂糖・乳製品を使わないもちもちクレープ生地

小麦粉をオートミール粉に換える

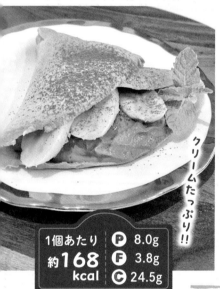

もちもち万能生地!!

約4枚分 クレープ生地

焼き

1 オートミール粉40g、卵1個、アーモンドミルク200㎖、ラカントS大2、サイリウム小1/2をブレンダーで混ぜ合わせる。

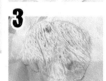

2 フライパンにクッキングシートを敷き、おたまで**1**を流し入れて、薄く広げて焼く。

3 表面が固まってきたら返して、両面焼けたら出来上がり。

1枚分	P	3.4g
約63 kcal	F	2.6g
	C	6.0g

チョコバナナクレープ

クリームたっぷり!!

1 無脂肪・無糖ヨーグルト80g、ココアパウダー小2、ラカントS大1.5、バニラエッセンス2〜3滴を混ぜ合わせる。

2 クレープ生地1枚（上記参照）に**1**とバナナ1/2本（輪切り）をのせて包む。

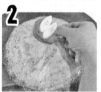

3 お好みでココアパウダーを振り、ミントの葉を飾る。

1個あたり	P	8.0g
約168 kcal	F	3.8g
	C	24.5g

いちごクレープ

100kcal台の神レシピ☆

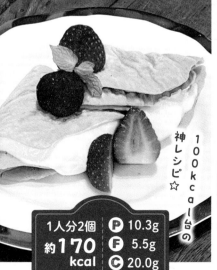

1 無脂肪・無糖ヨーグルト80gとラカントS大2をよく混ぜる。

2 クレープ生地1枚（上記参照）に**1**をのせてくるむ。これを2つ作る。

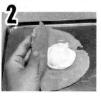

3 **2**を器に盛り、いちご3個とミントの葉を飾ったら出来上がり。

1人分2個	P	10.3g
約170 kcal	F	5.5g
	C	20.0g

OATMEAL POWDER

オートミール パウダー

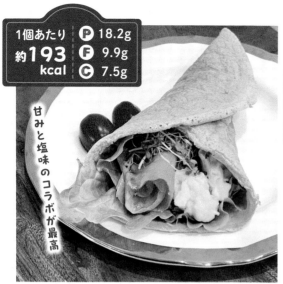

1個あたり	P	18.2g
約193 kcal	F	9.9g
	C	7.5g

甘みと塩味のコラボが最高

サーモンエッグクレープ

焼き

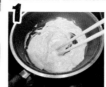
1 卵1個とラカントS大1/2を混ぜ合わせ、フライパンに流し込みスクランブルエッグを作る。

2 クレープ生地1枚（P.30参照）にサニーレタス1枚→**1**→スモークサーモン30g→ブロッコリースプラウト3gの順にのせて包む。

3 お好みでミニトマト2個を添える。

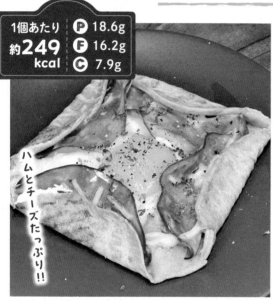

1個あたり	P	18.6g
約249 kcal	F	16.2g
	C	7.9g

ハムとチーズたっぷり!!

ガレット

焼き

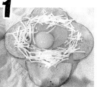
1 フライパンにクレープ生地1枚（P.30参照）を置き、半分に切ったロースハム4枚（全量2枚）を置き、真ん中に卵1個を割り、ピザ用チーズ20gを散らす。

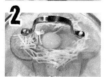
2 蓋をして弱火で卵に火が通るまで加熱する。

3 クレープ生地の端をフライ返しで折る。
※溶けたチーズを接着剤にすると形が作りやすい。

4 器に盛り、黒コショウと乾燥パセリをかける。

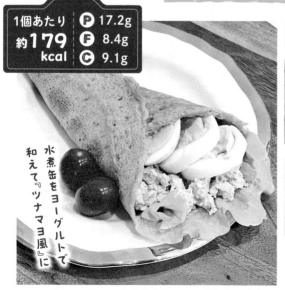

1個あたり	P	17.2g
約179 kcal	F	8.4g
	C	9.1g

水煮缶をヨーグルトで和えて『ツナマヨ風』に

2個分 ## ツナエッグクレープ

1 ツナの水煮缶（汁を捨てた状態で）70g、無糖・無脂肪ヨーグルト30g、昆布茶顆粒3g、ラカントSひとつまみ、塩コショウ少々を混ぜ合わせる。

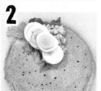
2 クレープ生地1枚（P.30参照）にサニーレタス1枚を敷き、**1**とゆで卵1個（スライス）をのせて包む。

3 器に盛り、お好みでミニトマト2個を添える。これを2個作る。

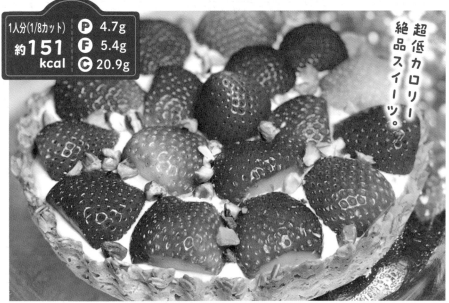

オートミールいちごタルト

【18cmタルト型1台分】

オーブン

1人分(1/8カット) 約**151**kcal P 4.7g F 5.4g C 20.9g

超低カロリー絶品スィーツ。

11

小麦粉・砂糖不使用！

タルト、グラノーラをオートミールに換える

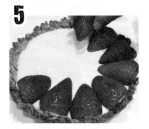

5
イチゴ(10個)を半分に切り、**4**に乗せる。

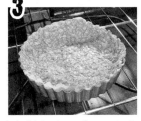

3
180℃のオーブンで20分焼き、冷ます。

1
ボウルにオートミール(ロールドオーツ)100g、オートミール粉50g、蜂蜜50g、ココナッツオイル大2をしっかり混ぜ合わせる。

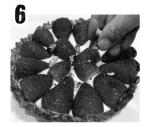

6
ピスタチオ(お好み)を飾る。

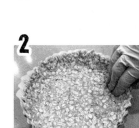

4
無脂肪・無糖ヨーグルト(300g)とラカントS(30g)を混ぜ、冷ました**3**に流し入れる。

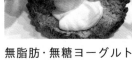

2
クッキングシートを敷いたタルト型に**1**を入れ、手でしっかり敷き詰める。

他のフルーツに変えてアレンジ無限!!

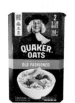
オートミール

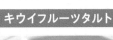
キウイフルーツタルト

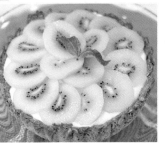

ブルーベリータルト

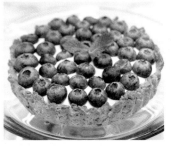

さつまいものオートミールタルト

1 ボウルにオートミール（ロールドオーツ）100g、オートミール粉50g、蜂蜜50g、ココナッツオイル大2をしっかり混ぜ合わせる。

2 マフィン型に高さ1cmの器型になるように **1** を指で押して敷き詰める。

3 180℃のオーブンで約20分焼き、完全に冷ましておく。

4 さつまいも200gをラップでくるみ3分程度（芯が柔らかくなるまで）レンチンし、皮をむく。

5 容器に適当な大きさに切った **4**、ラカント大3、アーモンドミルク大3を入れてブレンダーでペースト状にする。

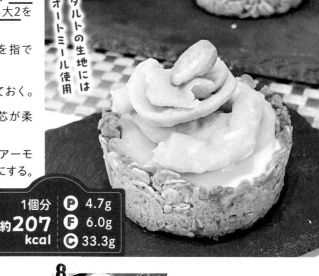

タルトの生地にはオートミール使用

6
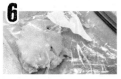
保存袋に **5** を入れ、角を1cmほど切り落として絞り袋にする。

1個分 約**207**kcal	P	4.7g
	F	6.0g
	C	33.3g

7
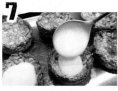
型から外した **3** に無糖・無脂肪ヨーグルト100g・ラカントS大1を混ぜたものを入れる。

8
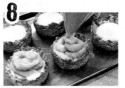
7 の上に **6** のペーストを絞り出し、ピスタチオ6粒を飾る。

いちごのオートミールグラノーラ

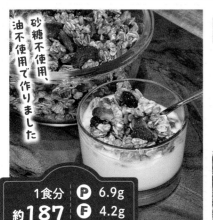

砂糖不使用、油不使用で作りました

1 ボウルにオートミール（ロールドオーツ）200g、オートミール粉50g、低糖質いちごジャム大5（下記参照）、ラカントS大3〜4、パンプキンシード20gを入れて混ぜ合わせる。

2 オーブン皿にクッキングシートを敷き、その上に **1** をひろげて、150℃オーブンで20〜25分焼く。

3
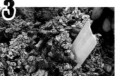
2 が冷めたらボウルに入れて、フリーズドライいちご10gを手で砕きながら入れ、無糖レーズン10gも入れる。全体をざっくり混ぜたら出来上がり。

1食分 約**187**kcal	P	6.9g
	F	4.2g
	C	29.7g

低糖質いちごジャム

1
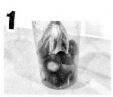
いちご200g、ラカントS大5、サイリウム小1.5をブレンダーで混ぜ合わせる。

2
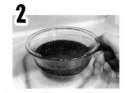
耐熱容器に **1** を入れて、30〜40秒レンチンしてとろみをつける。

3
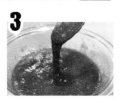
2 をよく混ぜてラップをしたら冷蔵庫でしっかり冷やす。

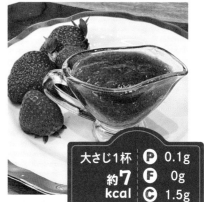

大さじ1杯 約**7**kcal	P	0.1g
	F	0g
	C	1.5g

12

どうせ甘いものを食べるならたんぱく質チャージ

甘味をプロテインパウダーに換える

SAVAS WHEY PROTEIN 100 理想の筋肉のために

プロテインパウダー

直径6cmのマフィン型で約6個分

ブルーベリーマフィン

 オーブン

高タンパク質スイーツ！

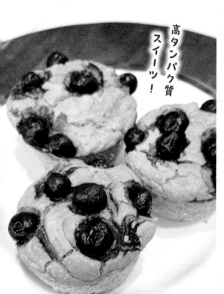

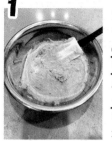

1 プロテインパウダー(バニラ味)60g、オートミール粉60g、卵3個、ベーキングパウダー小3、アーモンドミルク100㎖、ココナッツオイル大2をボウルに入れて、なめらかになるまで混ぜ合わせる。

※味見をして甘味が足りなければラカントSをプラスする。

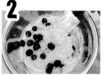

2 1にブルーベリー80gのうち半分程度を入れ、軽く混ぜ合わせる。

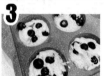

3 2を型に流し入れ、残っているブルーベリーを飾る。

4 180℃のオーブンで25〜30分焼く。冷めたら型から出す。

1個分	P	11.3g
約165 kcal	F	8.4g
	C	8.4g

直径6cmのマフィン型で約6個分

プロテイン・チョコマフィン

 オーブン

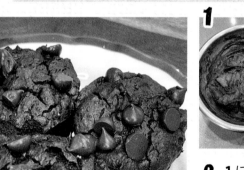

100kcal台の優秀スイーツ

1 プロテインパウダー(チョコレート味)60g、オートミール粉60g、卵3個、ベーキングパウダー小3、アーモンドミルク120㎖、ココナッツオイル大2をボウルに入れて、なめらかになるまで混ぜる。

2 1に高カカオチョコチップ25gのうち半分程度を入れ、軽く混ぜ合わせる。

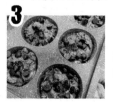

3 2を型に流し入れ、残っている高カカオチョコチップを上に飾る。

4 180℃のオーブンで25〜30分焼く。冷めたら型から出す。

1個分	P	10.8g
約185 kcal	F	10.2g
	C	8.2g

ふわふわパンケーキ

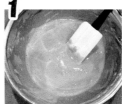

1 ボウルにプロテインパウダー（バニラ味）25g、卵黄1個分、ベーキングパウダー小1.5、アーモンドミルク75mlを入れ、なめらかになるまで混ぜ合わせる。

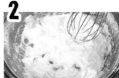

2 別のボウルに卵白1個分を入れ、角が立つまでしっかり泡立ててメレンゲを作る。

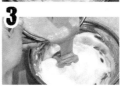

3 2のボウルに1を流し入れる。

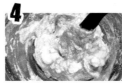

4 メレンゲ（卵白）の泡をつぶさないようにサックリ混ぜ合わせる。

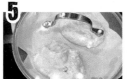

5 フライパンにクッキングシートを敷き4をスプーンで丸く流し入れて、弱火で焼く。

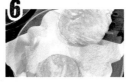

6 焼き目がついたらひっくり返し、蓋をして蒸し焼きにする。

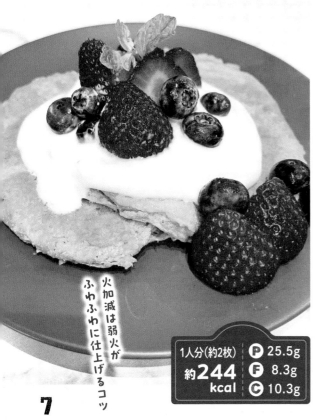

火加減は弱火がふわふわに仕上げるコツ

1人分（約2枚） **P** 25.5g
約**244**kcal **F** 8.3g
C 10.3g

7 容器に無脂肪・無糖ヨーグルト50g、ラカントS5gを入れて混ぜ、焼きあがったパンケーキにかける。好みのフルーツとミントの葉を飾る。

チーズ蒸しパン

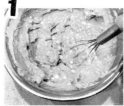

1 プロテインパウダー（バニラ味）30g、ラカントS大1、カッテージチーズ50g、卵1個、ベーキングパウダー小1、アーモンドミルク大2を混ぜ合わせる。

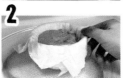

2 耐熱容器にクッキングシートを敷き、1を流し入れ、2〜2分30秒レンチン。

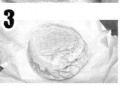

3 フライパンで2の表面に焼き色を付ける。

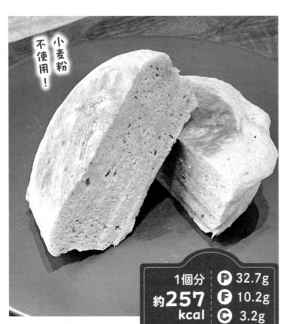

小麦粉不使用！

1個分 **P** 32.7g
約**257**kcal **F** 10.2g
C 3.2g

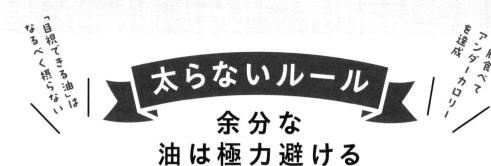

太らないルール
余分な油は極力避ける

① フライパンに油を引かない

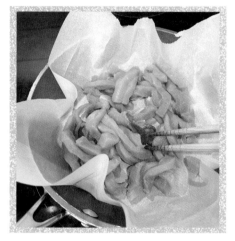

フライパンに油は引かず、クッキングシートを敷いて肉や野菜を炒める。

② 油はスプレーする

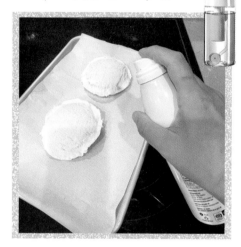

少量で全体に油をまとわせることができるスプレータイプを使う。好きな油を入れて使うスプレーボトルも販売されています。

③ アイスクリームは姿を変えた油の塊

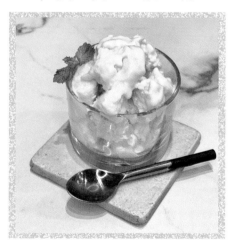

食後のデザートは油なしで、無脂肪・無糖ヨーグルトでアイス風に。(P. 89参照)

④ 脱・市販ドレッシングが減量のカギ

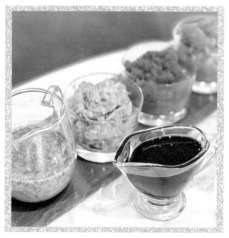

油を使わなくても十分美味しいのがちゃんるいドレッシング！(P.68参照)

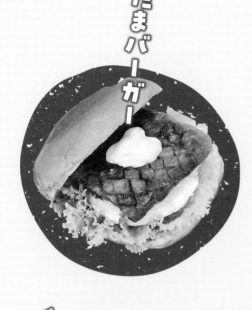

てりたまバーガー

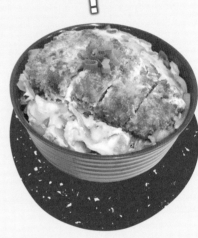

禁断のカツ丼っ！

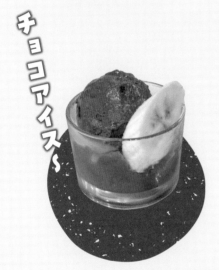

チョコアイス〜

PART 2 罪悪感ゼロ 痩せレシピ 136

冒頭の置き換え
テク12に加えて
新しい置き換え
ワザも
紹介します！

やる気が
みなぎる〜！

肉→冷凍こんにゃく

こんにゃくてりたまバーガー

焼き

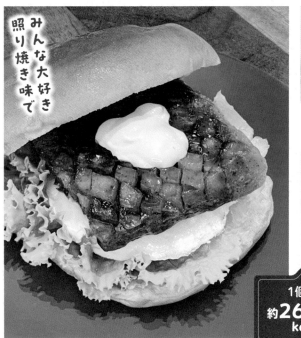

みんな大好き
照り焼き味で

1

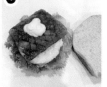

フライパンで冷凍こんにゃく1/2枚分（P.8参照）を焼き、醤油・ラカントS各大1、麺つゆ大1/2、片栗粉小1を混ぜておき、回し入れて照り焼きにする。

2 別のフライパンで卵白2個分を焼く。

3

ハンバーガー用バンズパン1個にレタス2枚、**2**、**1**、マヨネーズ小1をはさむ。

1個分	P	16.2g
約**267**kcal	F	6.0g
	C	34.5g

4個分 こんにゃくミンチのカレーパン

焼き トースター

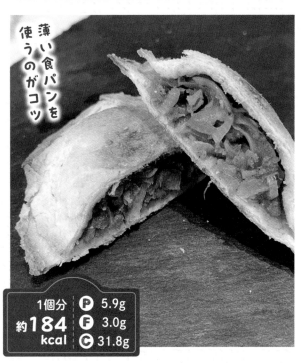

薄い食パンを使うのがコツ

1 玉ねぎ1個（薄切り）を鍋で炒め、しんなりしてきたらこんにゃくミンチ（こんにゃく1枚分）（P.10参照）を炒める。

2 **1**の鍋にカレー粉・トマトケチャップ・ソース各大1、蜂蜜・麺つゆ各小1、鶏がらスープの素顆粒（コンソメ顆粒）ひとつまみ、にんにくチューブ1cmを入れて混ぜ合わせ、火を止めておく。

3 サンドイッチ用食パン8枚（耳なし）を丸く切りぬく。（四角のままでもOK）

4 **2**のカレーを**3**のパン2枚で挟む。

5 ふちを水で濡らしたスプーンで押し付けながら2枚のパンを接着させる。

6 **5**の表面にスプレーオイルを軽く吹きかける。

7 表面がきつね色になるまでトースターで焼く。

1個分	P	5.9g
約**184**kcal	F	3.0g
	C	31.8g

こんにゃくタコライス

焼き

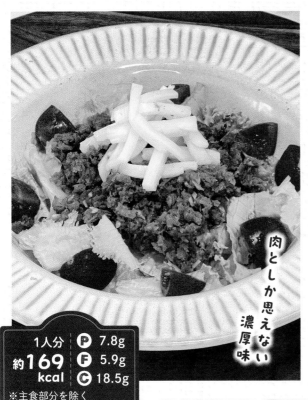

肉としか思えない濃厚味

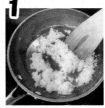

1 玉ねぎ1/4個・にんにく1片（各みじん切り）をフライパンで炒める。

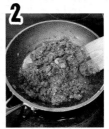

2 **1**にこんにゃくミンチ（こんにゃく1枚分）（P.10参照）とケチャップ大1、カレー粉・ソース各大1/2、醤油小1、鶏がらスープの素顆粒・ラカントS各小1/2を加え、さらに炒める。

3 ミニトマト2個とレタス2枚は食べやすい大きさに切っておく。

4 器にお好みの主食（白米、オートミール、カリフラワーライス）を盛り、上に**2**、**3**→ピザ用チーズ20gの順にのせる。

1人分	P	7.8g
約**169**kcal	F	5.9g
	C	18.5g

※主食部分を除く

2人分 こんにゃくガパオライス

焼き

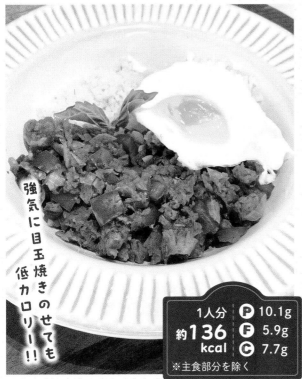

強気に目玉焼きのせても低カロリー!!

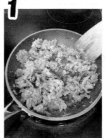

1 フライパンに玉ねぎ1/2個・にんにく1個（各みじん切り）、赤パプリカ1/2個（角切り）を入れて炒め、しんなりしてきたらこんにゃくミンチ（こんにゃく2枚分）（P.10参照）を入れてさらに炒めて水けを飛ばす。

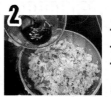

2 ナンプラー・オイスターソース各大1.5、豆板醤小1、ラカントS小1.5を混ぜ合わせ、**1**のフライパンに入れて絡める。

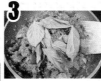

3 **2**にバジルの葉15枚（適当な大きさにちぎる）を入れてさらに炒める。

1人分	P	10.1g
約**136**kcal	F	5.9g
	C	7.7g

※主食部分を除く

4 器に好みの主食（白米、オートミール、カリフラワーライス）を盛り、**3**と目玉焼き1個を乗せる。（※2人分で卵2個使用）

2人分 こんにゃくビビンバ

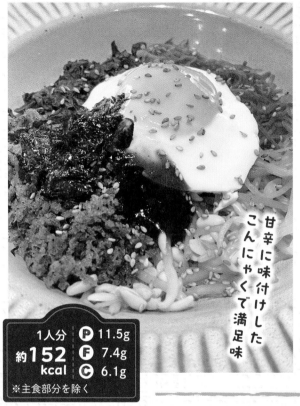

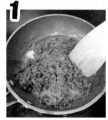

1 フライパンにこんにゃくミンチ（こんにゃく1枚分）（P.10参照）、醤油・酒・ラカントS各大1を入れて炒める。

2 耐熱容器にほうれんそう80g（一口大に切る）、にんじん70g（せん切り）、豆もやし100gをそれぞれ入れ、各1分レンチンし、キッチンペーパーで水けを取る。

3 2のにんじんに、ラカントS小2、酢小1、塩ひとつまみを入れて和える。

4 2のもやしに、にんにくチューブ1cm、昆布茶顆粒小1/2を入れて和える。

5 卵2個は目玉焼きにする（2人分）。

6 器に好みの主食（白米、オートミール、カリフラワーライス）を盛り、上に野菜、目玉焼きをのせ、コチュジャン小1、白ごま、韓国のりを適量トッピング。

甘辛に味付けしたこんにゃくで満足味

1人分 約**152**kcal ℗ 11.5g Ⓕ 7.4g Ⓒ 6.1g
※主食部分を除く

こんにゃくそぼろ丼

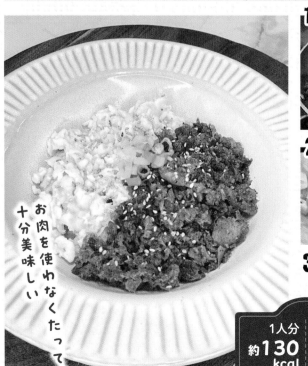

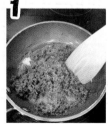

1 フライパンにこんにゃくミンチ（こんにゃく1枚分）（P.10参照）を入れて軽く炒め、酒・麺つゆ・ラカントS各大1、醤油小1を入れて水分が少なくなるまでさらに炒める。

2 卵1個とラカントS小1.5を混ぜ、スクランブルエッグを作る。

3 器に好みの主食（白米、オートミール、カリフラワーライス）を盛り、上に1、2をのせ、最後にわけぎと白ごまをトッピング。

お肉を使わなくたって、十分美味しい

1人分 約**130**kcal ℗ 8.3g Ⓕ 6.7g Ⓒ 3.5g
※主食部分を除く

こんにゃくのしぐれ煮

煮る

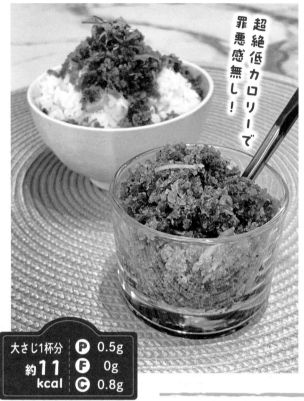

超絶低カロリーで罪悪感無し！

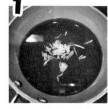

1 フライパンに醤油・酒・ラカントS各大3、生姜5g（せん切り）を入れてひと煮たちさせる。

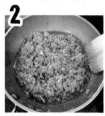

2 1にこんにゃくミンチ（こんにゃく2枚分）（P.10参照）を入れて煮込む。

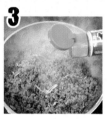

3 ある程度水分が飛んだら、最後に山椒を適量加える。

4 器に好みの主食（白米、オートミール、カリフラワーライス）を盛り3をかける。

大さじ1杯分	℗ 0.5g
約**11**kcal	ⓕ 0g
	© 0.8g

麻婆なす

焼き
レンジ

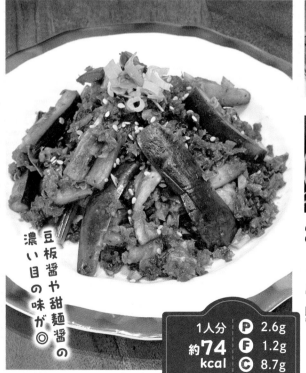

豆板醤や甜麺醤の濃い目の味が◎

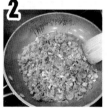

1 なす2本を縦に食べやすい大きさに切り、2～3分レンチン。（しんなりすればOK）

2 フライパンに長ねぎ30g・にんにく2個（各みじん切り）、こんにゃくミンチ（こんにゃく1枚分）（P.10参照）を入れて炒める。

3 酒・ラカントS大2、甜麺醤・豆板醤各大1/2、鶏がらスープの素顆粒をひとつまみを混ぜておき、2のフライパンに入れて絡める。

4 最後に1を加えて混ぜ合わせる。

5 器に盛り、白ごまと彩りのねぎを散らす。

1人分	℗ 2.6g
約**74**kcal	ⓕ 1.2g
	© 8.7g

2人分 こんにゃくミンチの麻婆豆腐

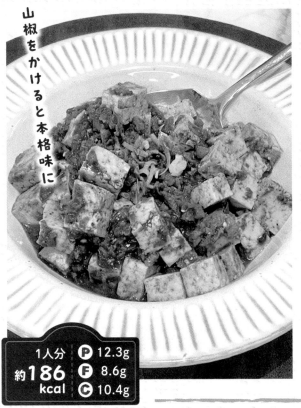

山椒をかけると本格味に

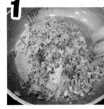

1 こんにゃくミンチ(こんにゃく1枚分)(P.10参照)、長ねぎ30g(みじん切り)をフライパンに入れて炒める。

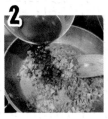

2 にんにく・生姜チューブ各1cm、酒大2、豆板醤・甜麺醤各大1、鶏がらスープの素顆粒小1/2、ラカントS大1/2を混ぜておき、**1**のフライパンに加え、絡める。

3 **2**に木綿豆腐1丁(ダイス状角切り)を入れて絡める。

4 片栗粉小2、水200㎖を混ぜ合わせたものを**3**のフライパンに流し入れ煮込む。

5 ある程度水分が飛んだら、最後に山椒を振りかける。

1人分 約**186** kcal	P 12.3g
	F 8.6g
	C 10.4g

8カット こんにゃくのミートローフ

オーブン

※10cm×20cm×6cmのパウンドケーキ型1個分

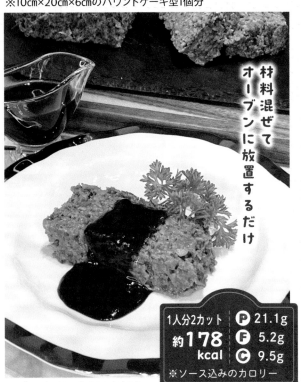

材料混ぜてオーブンに放置するだけ

1 ボウルに牛赤身ひき肉(もも)350g、こんにゃくミンチ(こんにゃく2枚分)(P.10参照)、玉ねぎ1/2個・にんじん50g(各みじん切り)、卵1個、塩コショウ少々を入れる。

2 よくこねる。

3 **2**にこんにゃくパウダー5gを入れてさらにこねる。

4 型にクッキングシートを敷き**3**を全て入れて、スプーンで押し付けて空気を抜きながら、表面を滑らかに整える。

5 **4**を220℃のオーブンで30〜40分焼く。
※竹串を刺して、赤い肉汁が出てこなければ火が通った合図!

6 **5**をオーブンから出して室温で冷ます。

7 ソース(赤ワイン50㎖、ケチャップ・ソース各大2、黒コショウ少々、ラカントS小1)材料をフライパンに入れて、とろみが出るまで煮詰める。

8 **6**を8等分に切り、ソースと共に器に盛る。

1人分2カット 約**178** kcal	P 21.1g
	F 5.2g
	C 9.5g
※ソース込みのカロリー	

4個分 チキンとこんにゃくのロールキャベツ

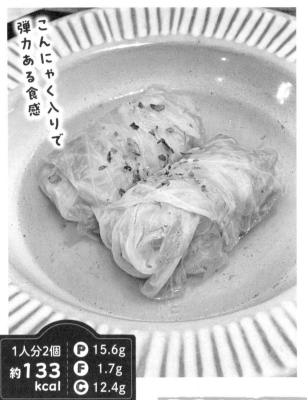

こんにゃく入りで弾力ある食感

1 ボウルにこんにゃくミンチ(こんにゃく1枚分)(P.10参照)、鶏むねひき肉100g、玉ねぎ80g(みじん切り)、鶏がらスープの素顆粒・ラカントS・オイスターソース各小1、昆布茶顆粒小1/2を入れて粘り気が出るまでしっかりこねる。

2 キャベツ葉4枚は芯の部分を取り除く。

3 **2**を沸騰した湯で茹でる。水けを切っておく。 ※キャベツの葉が破れない様に気を付ける。

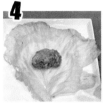

4 **3**の葉で、**1**のあんを包み、つまようじで留める。

5 鍋に水400mlと鶏ガラ顆粒大1/2、塩コショウ少々を入れてひと煮たちさせたら**4**を入れて煮込み、中まで火を通す。

6 器に盛り、乾燥パセリを散らす。

1人分2個	**P**	15.6g
約**133** kcal	**F**	1.7g
	C	12.4g

約16個分 鶏むね肉のこんにゃく餃子

焼き

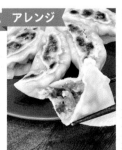

1 ボウルにこんにゃくミンチ(こんにゃく1枚分)(P.10参照)、鶏むねひき肉100g、にら50g(みじん切り)、オイスターソース大1/2、ラカントS小2、昆布茶顆粒・醤油各小1/2、にんにくチューブ1cm、水を適量入れる。

2 粘り気が出るまでしっかりこねる。

3 **2**を餃子の皮16枚で包む。

4 クッキングシートを敷いたフライパンに**3**を並べ、水を適量入れ、蓋をして蒸し焼きにする。水分がなくなり焼き色がついたら完成。

余計なタレをつけなくても美味

アレンジ

鶏肉をえび100gに替えて、味付けを昆布茶顆粒・塩麹各小2、ラカントS小1に替えてもOK。

1人分8個程度	**P**	16.6g
約**167** kcal	**F**	1.9g
	C	20.1g

1人分8個程度	**P**	14.0g
約**154** kcal	**F**	1.2g
	C	21.5g

2個分 鶏むね肉とこんにゃくのメンチカツ

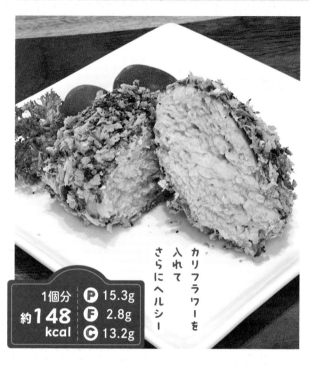

カリフラワーを入れてさらにヘルシー

1個分	P	15.3g
約**148**kcal	F	2.8g
	C	13.2g

1 冷凍カリフラワーライス100gを3分レンチンし、水分をしっかり切っておく。

2 ボウルに鶏むねひき肉80g、こんにゃくミンチ（こんにゃく1枚分）（P.10参照）、**1**、昆布茶顆粒小1、ラカントS大1.5、オイスターソース大1を入れて粘り気がでるまでしっかり混ぜ合わせる。

3 **2**を2等分にしてラップに包み楕円型に形成する。

4 **3**をラップに包んだまま1〜2分レンチン。（中まで火を通す）

5 フライパンにパン粉20gを入れ、きつね色になるまで炒める。

6 **4**に小麦粉適量→溶き卵1/2個→**5**のパン粉の順に衣をつける。

7 **6**を30〜40秒レンチンする（衣に使った卵に火を通す為）。

※加熱しすぎると、中から水分が出て、サクッとした食感が失われるので注意！

高たんぱく・低脂質 鶏むね肉・ささみ・もも肉

弱点 パッサパサ食感 → ちゃんるいテク しっとり激ウマに

2人分 基本の鶏むね肉

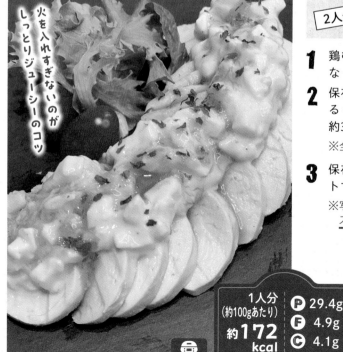

火を入れすぎないのがしっとりジューシーのコツ

1 鶏むね肉1枚（200g）にフォークでまんべんなく穴をあける。

2 保存袋に**1**を入れ、炊飯器に入れる。肉が浸るくらい熱湯を注ぎ、保温ボタンを押して約30分放置。

※全体に火が入るよう、保湿時間を調整する。

3 保存袋から取り出し、食べやすい厚さにカットする。

※写真は「タルタルソース」50g、スイートチリソース小1、乾燥パセリ少々をかけたもの。

タルタルソース
ゆで卵1/2個、無脂肪無糖ヨーグルト25g、ラカントS小1/2、コンソメ顆粒（昆布茶顆粒）ひとつまみ、塩コショウ少々を全てボールに入れ、混ぜ合わせる。

1人分（約100gあたり）	P	29.4g
約**172**kcal	F	4.9g
	C	4.1g

炊飯器

※タルタルソース込み

44

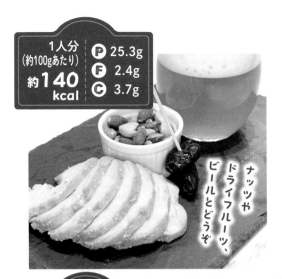

1人分 （約100gあたり）	**P**	25.3g
約140 kcal	**F**	2.4g
	C	3.7g

ナッツやドライフルーツ、ビールとどうぞ

タンドリーチキン風カレー味

味変 2人分

基本の鶏むね肉工程**2**で、塩こうじ大1、コンソメ顆粒小1/2、カレー粉大1/2も一緒に入れて揉み込み味付けをする。

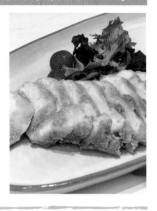

1人分 （約100gあたり）	**P**	25.0g
約134 kcal	**F**	2.1g
	C	4.1g

白ワインやチーズと合わせて

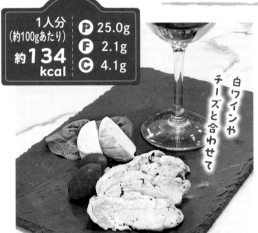

ガーリックペッパー味

味変 2人分

基本の鶏むね肉工程**2**で、塩こうじ大1、コンソメ顆粒小1、ラカントS 小2、にんにくチューブ1cm、粗挽き黒コショウ適量を入れて揉む。

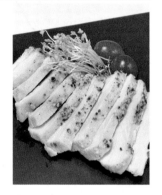

 2個分 **BLTサンド風**

塩こうじ＋柚子胡椒味

味変 2人分 基本の鶏むね肉工程**2**で、塩こうじ大1、柚子胡椒小1も一緒に入れて揉み込み味付けをする。

1 鶏むね肉（塩こうじ＋柚子胡椒）50g、サニーレタス1枚、トマト（スライス）1枚を、オートミール食パン（2枚）（P.29参照）ではさみ、ハニーマスタードドレッシング大1（P.68参照）をかける。

2 ラップで包み、2等分に切る。

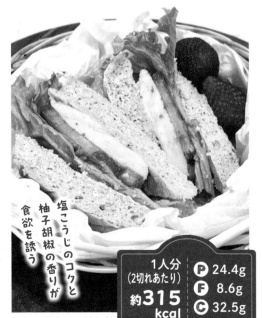

塩こうじのコクと柚子胡椒の香りが食欲を誘う

1人分 （2切れあたり）	**P**	24.4g
約315 kcal	**F**	8.6g
	C	32.5g

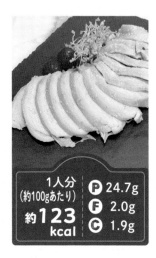

1人分 （約100gあたり）	**P**	24.7g
約123 kcal	**F**	2.0g
	C	1.9g

鶏むね肉のハニーマスタードサラダ

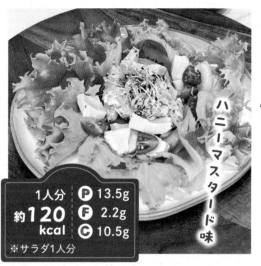

ハニーマスタード味

味変
2人分

基本の鶏むね肉工程**2**で、白ワイン大1、粒マスタード・蜂蜜各大1/2も一緒に入れて揉み込み味付けをする。

1 器にレタス50g、ミニトマト3個、ブロッコリースプラウト5gを盛り、鶏むね肉ハニーマスタード味50gをのせ、ハニーマスタードドレッシング大1（P.68参照）かける。

ハニーマスタード味

1人分	P	13.5g
約**120**kcal	F	2.2g
	C	10.5g

※サラダ1人分

1人分（約100gあたり）	P	24.8g
約**148**kcal	F	2.6g
	C	5.6g

照り焼きチキンバーガー

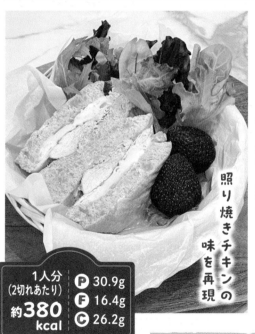

甘辛醤油味

味変
2人分

基本の鶏むね肉工程**2**で、醤油・ラカントS各大1、酢小1、コンソメ顆粒小1/2、生姜チューブ・にんにくチューブ各1cmも一緒に入れて揉み込み味付けをする。

1 卵1個で目玉焼きを作る。

2 鶏むね（甘辛醤油味）50g、**1**、マヨネーズ小1をのせオートミール食パン2枚（P.29参照）ではさむ。

3 ラップで包み、2等分に切って出来上がり。

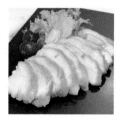

照り焼きチキンの味を再現

1人分（2切れあたり）	P	30.9g
約**380**kcal	F	16.4g
	C	26.2g

1人分（約100gあたり）	P	25.3g
約**128**kcal	F	2.0g
	C	2.2g

2人分 鶏むね肉のミートボール

ゆで

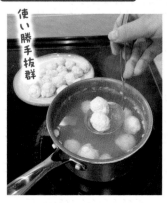

使い勝手抜群

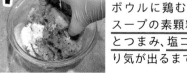

1 ボウルに鶏むねひき肉200g、卵白1個分、鶏がらスープの素顆粒（コンソメ顆粒）・ラカントS各ひとつまみ、塩コショウ少々、片栗粉小2を入れ、粘り気が出るまで混ぜ合わせる。

2 **1**を食べやすい大きさに丸め、沸騰した湯の中に入れてゆでる。

3 茹で上がったら湯を切り、器にあげておく。

2人分 鶏むね肉のミートボールカレー

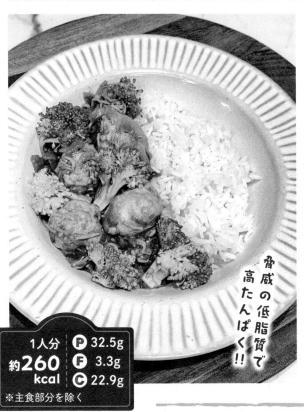

骨蔵の低脂質で高たんぱく!!

1人分	P 32.5g
約260 kcal	F 3.3g
※主食部分を除く	C 22.9g

1 鍋に玉ねぎ1個(薄切り)、しめじ・エノキ各1/2パック(適当な大きさに切る)を入れてしんなりするまで炒める

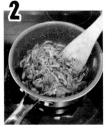

2 カレー粉大2、ソース・ケチャップ各大1、蜂蜜・麺つゆ各小1、鶏がらがらスープの素顆粒(コンソメ顆粒)ひとつまみ、にんにくチューブ1cmを入れてさらに炒める。

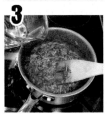

3 2に水100mlを入れ、ひと煮たちさせる。

4 3に「鶏むね肉のミートボール」(P.46参照)を入れて絡める。

5 器に盛り、1分半レンチンしたブロッコリー100g(2人分)を飾る。

2人分 鶏むね肉のミートボールクリームシチュー

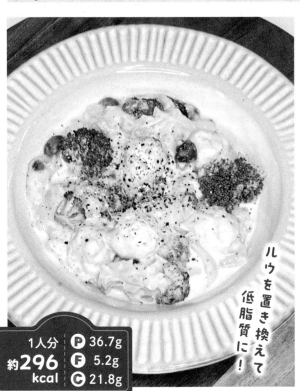

ルウを置き換えて低脂質に!

1人分	P 36.7g
約296 kcal	F 5.2g
	C 21.8g

1 じゃがいも1個をラップで包み、2〜3分レンチンし中まで火を通す。冷めたら皮をむいて適当な大きさに切る。

2 1を豆乳250mlとミキサーにかけペースト状にする。

3 玉ねぎ1個(薄切り)、しめじ1/2パック(食べやすい大きさに切る)を鍋に入れてしんなりするまで炒める。

4 3に2を加え、鶏がらがらスープの素顆粒(コンソメ顆粒)小1、塩コショウを加えて弱火でひと煮たちさせる。

5 4に鶏むね肉のミートボール(P.46参照)を入れて絡める。

6 5に1分半レンチンしたブロッコリー100gを入れて軽く混ぜる。

7 器に盛り、黒コショウをふる。

焼き

鶏むね肉のしそつくね
4個分

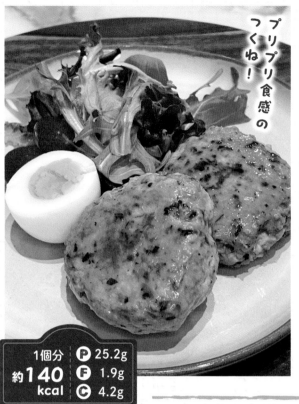

プリプリ食感のつくね！

1 ボウルに鶏むねひき肉400g、大葉10枚程度（みじん切り）、塩コショウ少々、ラカントS大1、昆布茶顆粒小1/2強、片栗粉大1を入れて粘りが出るまで混ぜ合わせる。

2 4等分して丸く成形し、フライパンで両面を焼く。

3 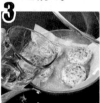 両面に焼き目がついたら、水（分量外）をひとまわし入れ、蓋をして蒸し焼きにする。

4 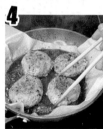 醤油大2、ラカントS大1.5、料理酒・水各大2、片栗粉小2を全て混ぜておく。フライパンの中の水分が無くなったら、回しかけてとろみがついたら火を止めて出来上がり。

1個分 約140kcal
P 25.2g
F 1.9g
C 4.2g

チキンバイツ
8本分

オーブン

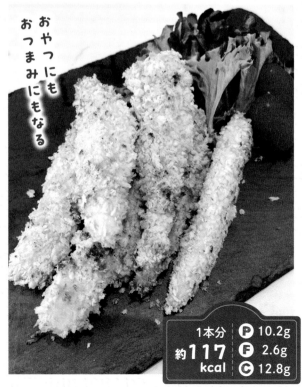

おやつにもおつまみにもなる

1 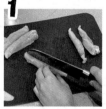 鶏ささみ4本を縦に半分に切る。

2 パン粉160g程度、ガーリックパウダー小1、鶏がらスープの素顆粒（コンソメ顆粒）小1.5、ラカントS小1を混ぜておく。

3 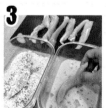 ささみを卵1個（溶く）にくぐらせ、**2**をまぶす。

4 クッキングシートを敷いたオーブン皿に並べて、上からオリーブ油を軽くスプレーする。

5 180℃のオーブンで約25分焼く。

1本分 約117kcal
P 10.2g
F 2.6g
C 12.8g

2人分 アボカドとささみの海苔ソース

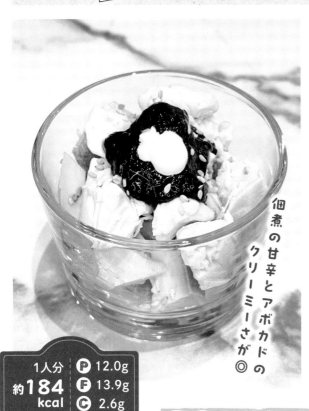

1

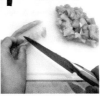

鶏ささみ80gを小さめの角切りにする。

2 **1**を耐熱皿に入れてラップをして1〜2分レンチン。

3

アボカド1個も角切りにする。

4 容器に**2**、**3**を盛り、海苔の佃煮小2、マヨネーズ・白ごまを各少々そえる。

佃煮の甘辛とアボカドのクリーミーさが◎

1人分	℗ 12.0g
約**184**kcal	℉ 13.9g
	© 2.6g

照り焼きチキンレタスバーガー

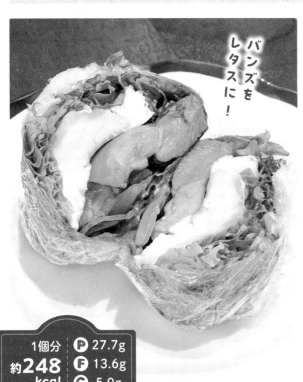

バンズをレタスに！

1

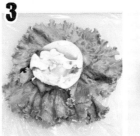

鶏もも肉100g（皮を除く）を、フライパンで焼く。火が通ったら醤油・ラカントS大1、麺つゆ大1/2、片栗粉小1/2の材料を混ぜ合わせたものを回しかけて照り焼きにする。

2 別のフライパンで卵1個を目玉焼きにする。

3

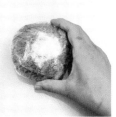

ラップの上にレタス4〜5枚をひろげ、**1**と**2**、マヨネーズ小1を乗せて、全体を包む。

1個分	℗ 27.7g
約**248**kcal	℉ 13.6g
	© 5.0g

豚もも肉（赤身）

弱点 パッサパサ食感 → ちゃんるいテク しっとり激ウマに

焼きカツ丼

 焼き
 オーブン

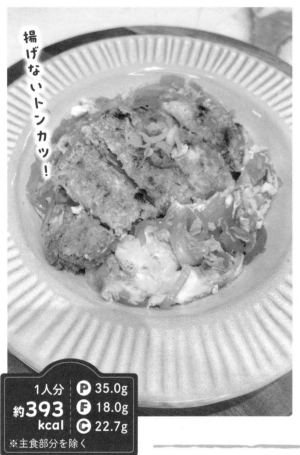

揚げないトンカツ！

1 豚もも肉薄切り100gを1枚ずつひろげて重ねる。重ねたら塩コショウを軽く振る。

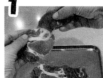

2 1を小麦粉→溶き卵（1/2個分）→パン粉15gの順に衣をつける。

3 クッキングシートを敷いたオーブン皿に2を置き、オリーブ油を軽くスプレーする。210℃のオーブンで20分程度焼く。（焼き色がつけばOK）

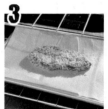

4 玉ねぎ1/2個（薄切り）をフライパンで炒め、しんなりしたら水大4、麺つゆ大2、ラカントS大1/2を全て入れてひと煮たちさせる。

5 3のカツを食べやすい大きさに切って、4のフライパンに入れて、溶き卵（1個分）を流し入れる。

6 蓋をして卵が半熟になるまで煮る。

7 器に好みの主食（白米、オートミール、カリフラワーライス）を盛り、上に6を乗せ、わけぎ適量を添える。

1人分 約393kcal **P** 35.0g **F** 18.0g **C** 22.7g
※主食部分を除く

2人分 チンジャオロース

 焼き

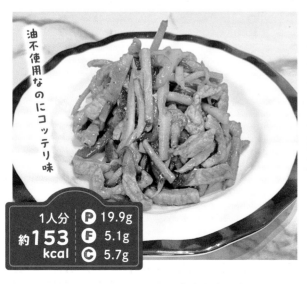

油不使用なのにコッテリ味

1 フライパンで豚もも肉160g（細切り）を炒め。塩コショウを軽く振る。

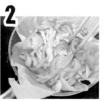

2 1にピーマン・たけのこ各50g（細切り）を入れて炒める。

3 酒大1、醤油大1/2、オイスターソース大1.5、ラカントS大1/2、鶏がらがらスープの素顆粒小1/2、にんにくチューブ1cmを混ぜ、2にかけて絡め、山椒を振る。

1人分 約153kcal **P** 19.9g **F** 5.1g **C** 5.7g

2人分 ポークチャップ

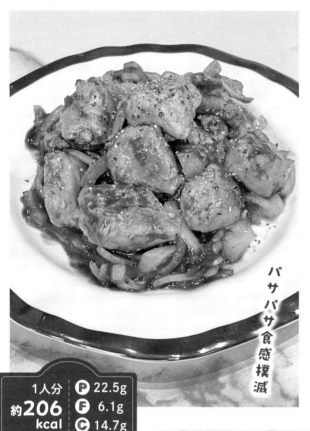

パサパサ食感撲滅

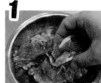

1 豚もも肉薄切り200gに塩コショウ少々、片栗粉小2、水大1を入れて軽く揉んでなじませる。

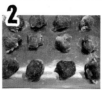

2 **1**を食べやすい大きさに丸める。

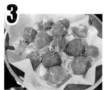

3 フライパンに**2**を並べて火を通す。

※ある程度火が通るまで触らない。表面が固まったら何度か転がして全体に火を通す。

4 火が通ったら、フライパンから出しておく。

5 薄切りにした玉ねぎ1/2個をしんなりするまで炒める。

6 トマトケチャップ大2、酒・ソース各大1を混ぜ、**5**の玉ねぎと絡める。

7 **6**に**4**の豚肉を入れてソースを絡めて器に盛る。好みで黒コショウを振る。

1人分 約206kcal P22.5g F6.1g C14.7g

ハニーマスタードポーク

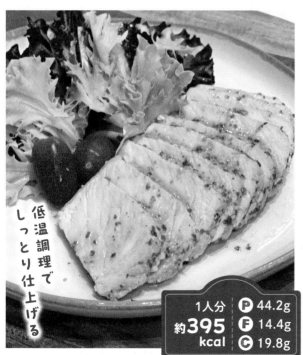

低温調理でしっとり仕上げる

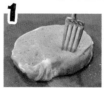

1 豚もも肉かたまり200g（脂身なし）をフォークでまんべんなく刺し、塩コショウ少々をする。

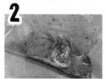

2 ジッパー付き保存袋に**1**と白ワイン・粒マスタード・蜂蜜各大1を入れ軽く揉む。

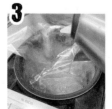

3 炊飯器に**2**を袋ごと入れ、袋が浸るくらい熱湯を注ぎ、保温ボタンを押して約25〜30分放置する。

※全体に火が入るよう、保湿時間を調整する。

4 袋から肉を取り出し、好きな厚さに切り、器に盛る。

5 袋に残ったソースをフライパンに入れ、ひと煮たちさせ**4**にかける。

1人分 約395kcal P44.2g F14.4g C19.8g

牛もも肉（赤身）

高たんぱく・低脂質

弱点 パッサパサ食感 → **ちゃんるいテク** しっとり激ウマに

 焼き　 炊飯器

2人分　しっとりローストビーフ

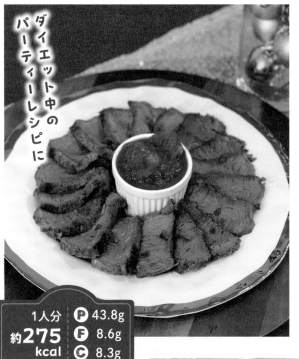

ダイエット中のパーティーレシピに

1 牛もも肉（脂身なし）400gをフォークでまんべんなく刺し、塩コショウ少々をする。

2 フライパンに**1**を入れ、表面のみ焼き目をつける。

3 ジッパー付き保存袋に**2**と玉ねぎ1/2個（すりおろし）、にんにくチューブ2㎝、麺つゆ大4、ラカントS大1.5を入れ軽く揉む。

4 炊飯器に**3**を袋ごと入れ、袋が浸るくらい熱湯を注ぎ、保温ボタンを押して約30分放置する。

5 袋から肉を取り出し、好きな厚さに切り、器に盛る。

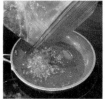

6 袋に残ったソースをフライパンでひと煮たちさせ**5**にかける。

1人分 約275kcal	P 43.8g
	F 8.6g
	C 8.3g

2人分　牛もも肉のミルフィーユステーキ

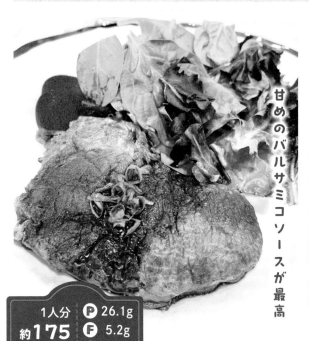

甘めのバルサミコソースが最高

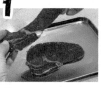

1 牛もも肉薄切り120gを一枚ずつ重ね、塩コショウする。同じものをもう一つ作る。（全量2人分・240g）

2 フライパンに**1**を並べて焼く。

3 ひっくり返して両面火を通す。

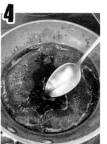

4 別の小さめのフライパンにバルサミコ酢大3を入れ、軽く沸騰させて酸味を飛ばす。麺つゆ・ラカントS各大2を加えて、ひと煮たちさせてソースを作る。

※この時沸騰させすぎると焦げっぽい味になるので弱火で調理。

5 器に肉を盛り、ソースをかけ、わけぎ適量をそえる。

 焼き

1人分 約175kcal	P 26.1g
	F 5.2g
	C 6.9g

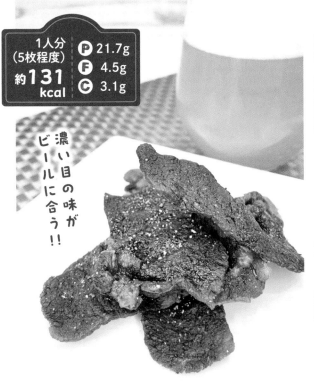

濃い目の味が
ビールに合う!!

ビーフジャーキー

レンジ

1
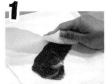
キッチンペーパーの上に牛もも肉の薄切り100gを1枚ずつひろげて、水けを取る。

2 1を耐熱皿に並べる。ラカントS小1、鶏がらスープの素顆粒（コンソメ顆粒）小1/2、塩・ガーリックパウダー各ひとつまみを混ぜたものを半量振りかけ、ラップをせずに2分レンチン。

3
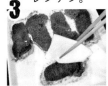
皿に出た水けをキッチンペーパーでふき取る。

4 牛肉を裏返し、2で残しておいた調味料を全て振りかけ、さらに2分レンチン。好みで黒コショウを振る。

※柔らかく感じる場合は、追加でレンチンして好みの硬さに仕上げる。

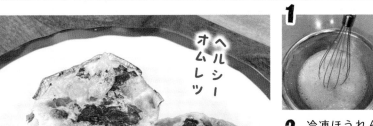

最強の
完全栄養食!
卵
弱点 脂質が高くなりがち→ ちゃんるいテク 高たんぱくで脂質10g以下

直径6cmのマフィン型で約8個分
卵白バイツ

オーブン

ヘルシーオムレツ

1
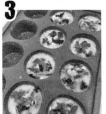
卵白8個分、カッテージチーズ80g、鶏がらスープの素顆粒（コンソメ顆粒）小2を混ぜる。

2 冷凍ほうれんそう100g・冷凍コーン50gは解凍後水けを絞る。ほうれんそうは細かく切り、赤パプリカ100gは角切りにする。

3 1をマフィン型に流し入れ、上から2を均等に入れる。

4 180℃のオーブンで25〜30分加熱する。（卵白が固まったらOK!）

5 冷めたら型から外す。

2人分　えび玉キムチ

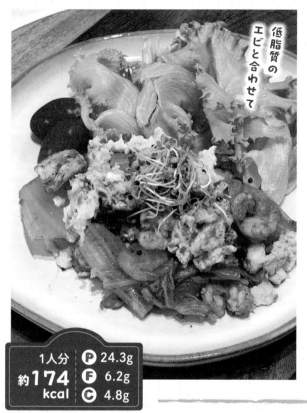

低脂質のエビと合わせて

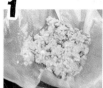

1 クッキングシートを敷いたフライパンに、卵2個と<u>ラカントS大1</u>を混ぜ合わせて炒め、スクランブルエッグを作る。

2 新しいクッキングシートを敷き、むきえび150gを入れ、<u>塩コショウ少々</u>をして炒める。

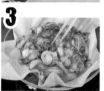

3 **2**にキムチ250gを入れ、さらに炒める。

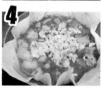

4 **3**に**1**を入れて軽く混ぜ合わせる。

5 器に盛り、ブロッコリースプラウト<u>適量</u>を飾る。

1人分	P	24.3g
約**174**kcal	F	6.2g
	C	4.8g

2人分　うずらのピリ辛煮

1人分（5個程度）	P	9.5g
約**155**kcal	F	6.6g
	C	6.6g

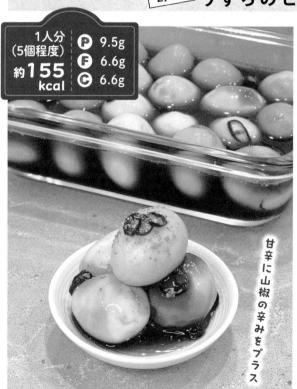

甘辛に山椒の辛みをプラス

1 うずらの卵10個を沸騰した湯に入れて2〜3分ゆでて殻をむく。

2 <u>酒大6</u>、<u>ラカントS大2</u>、<u>醤油・水各大4</u>、<u>鷹の爪適量</u>をフライパンに入れて煮立たせる。

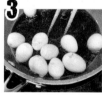

3 **2**に**1**を入れて絡める。

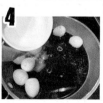

4 <u>片栗粉小1</u>と<u>水大3</u>を混ぜて、**3**に流し入れてとろみをつける。

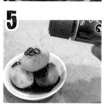

5 器に盛り、<u>山椒</u>を振る。

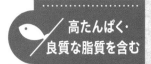

魚介類

弱点 バリエーションがない → テク 飽きない味つけ

たらのタルタルソース

レンジ

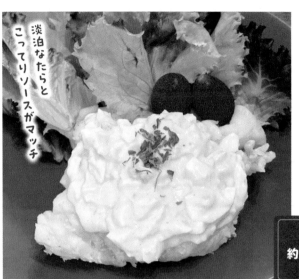

淡泊なたらとこってりソースがマッチ

1 耐熱容器に塩・コショウ（ひとつまみ）をしたたら100gを入れ、ラップをして火が通るまで3〜4分レンチン。

2 1を器に盛り、タルタルソース（P.29参照）をかける。仕上げにパセリを散らす。

1人分 約122 kcal
P 22.2g
F 3.2g
C 2.3g

たらのアクアパッツァ

煮る

フライパンに放り込むだけ

1 フライパンにクッキングシートを敷き、たら100gと冷凍シーフードミックス150gを並べる。

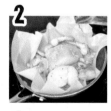
2 1に白ワイン70㎖、クレイジーソルト小1/2（なければ塩・コショウ）、昆布茶顆粒1つまみ、にんにくチューブ1㎝を入れる。

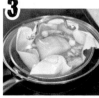
3 フライパンに蓋をして、白ワインが沸騰し具材に火が通るまで煮込む。

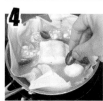
4 ミニトマト4個（半分に切る）を入れて、ミニトマトがしんなりするまで煮込む。

5 最後に乾燥パセリを散らす。フライパンごとテーブルに出すとおしゃれで洗い物も少ないよ。

1人分 約253 kcal
P 42.3g
F 1.1g
C 7.3g

たらのトマトソース

レンジ

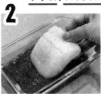

1 耐熱容器に市販トマトソース100g、トマトケチャップ大1、にんにくチューブ1cmを入れて混ぜる。

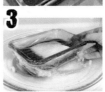

2 たら100gに塩・コショウ（ひとつまみ）をして**1**のソースの中に入れる。

3 ラップをしてたらに火が通るまで約3分レンチン。

4 器に盛り、30秒レンチンしたブロッコリー2個を飾る。

レンチンするだけ

1人分	P	22.0g
約**161**kcal	F	0.7g
	C	16.1g

たらの塩昆布蒸し

レンジ

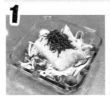

1 耐熱容器に食べやすい大きさに切ったキャベツ100g、もやし50g、小房に分けたしめじ50gを入れる。その上にたら100gをのせて塩昆布5gをかける。

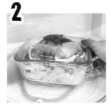

2 ラップをして、約3分レンチン（野菜とたらに火が通る程度）。

3 ラップをとり、柚子胡椒少々を添え、ポン酢小1/2をかけて出来上がり。

柚子胡椒が良い仕事してる

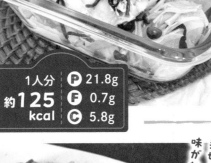

1人分	P	21.8g
約**125**kcal	F	0.7g
	C	5.8g

鯛の塩昆布〆

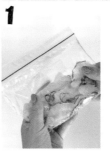

1 鯛刺身100gと塩昆布3〜4gをジッパー付き保存袋に入れ、軽く揉み10分ほど冷蔵庫に寝かせる。

2 器に盛り、柚子胡椒適量を添える。

薄切りにすると味がなじみやすい

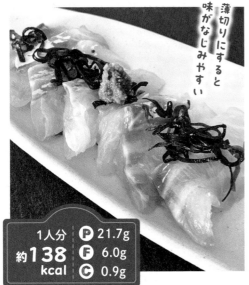

1人分	P	21.7g
約**138**kcal	F	6.0g
	C	0.9g

鮭のちゃんちゃん焼き

レンジ

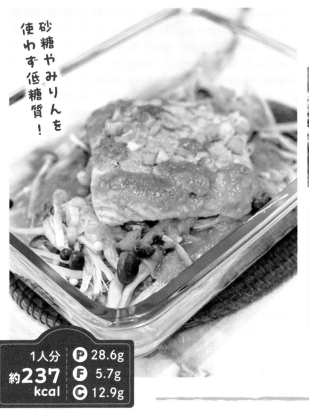

砂糖やみりんを使わず低糖質！

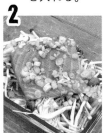

1 耐熱容器に食べやすい大きさに切ったキャベツ100g、もやし50g、好みのきのこ類50gを入れる。

2 1に塩・コショウ少々をした生鮭100gをのせ、長ねぎ30g(みじん切り)を散らす。

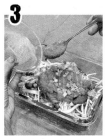

3 味噌大1、料理酒大1.5、ラカントS小2、白だし小1、にんにく・生姜チューブ各1cmを混ぜ合わせ、2にかける。

4 3にラップをかけて3分レンチン(野菜と鮭に火が通る程度)。

1人分 約237kcal
P 28.6g
F 5.7g
C 12.9g

3個分 **鮭とコーンのはんぺんバーグ**

焼き

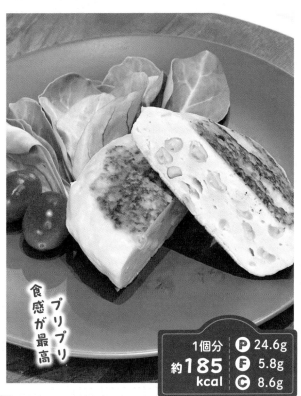

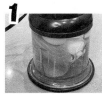

1 ミキサーに生鮭250g、はんぺん1枚、卵1個、昆布茶粉末小1弱、片栗粉大1を入れ、なめらかになるまで撹拌する。

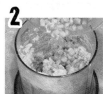

2 1にコーン(冷凍のものでも缶のものでもOK)40gを入れてへらなどで混ぜ合わせる。

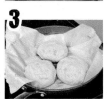

3 3等分して丸く成形し、フライパンで両面に焼き目がつく程度に焼く。

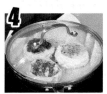

4 3に水少々を回し入れ、ふたをして蒸し焼きにし、中まで火を通す。

プリプリ食感が最高

1個分 約185kcal
P 24.6g
F 5.8g
C 8.6g

煮る

えびのグリーンカレー 4人分

おいしさそのまま
超絶低カロリー

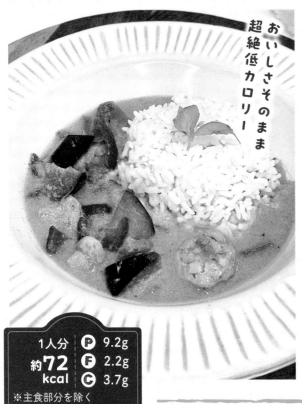

1人分	**P**	9.2g
約**72** kcal	**F**	2.2g
	C	3.7g
※主食部分を除く		

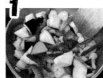
1 フライパンでえび150gを炒め、なす80g(乱切り)、赤パプリカ80g(細切り)を加えて炒める。

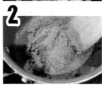
2 鍋にグリーンカレーペースト50gを入れて、香りが出るまで炒める。

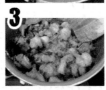
3 2の鍋に1を加えて炒める。

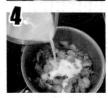
4 3にアーモンドミルク450ml、鶏がらスープの素顆粒小2、ラカントS大3、ナンプラー大1を入れてひと煮たちさせる。

5 器に主食(白米、オートミール、カリフラワーライス)を盛り、4をかける。バジルの葉を添える。

豆腐シーフードグラタン 2人分

トースター

レンジ

豆腐のホワイトソース

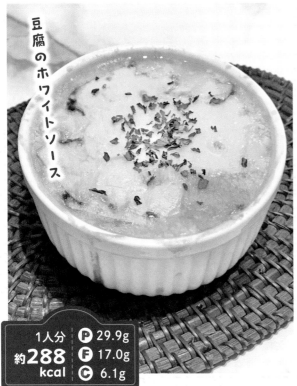

1人分	**P**	29.9g
約**288** kcal	**F**	17.0g
	C	6.1g

1 絹豆腐300gをキッチンペーパーで包み、2〜3分レンチンして水抜きする。

2 冷凍シーフードミックス200gを解凍し、フライパンで炒めて塩コショウをする。

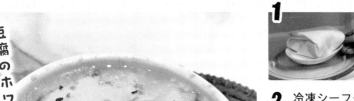
3 2に1を入れ、なめらかになるまで炒め、味噌小2とコンソメ顆粒小1を入れて混ぜる。

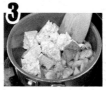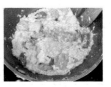

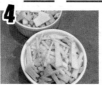
4 3を耐熱皿に盛り、溶けるチーズ80gをかける。

5 4をトースターに入れてチーズに焼き目をつける。最後にパセリを適量散らす。(食材全てに火が通っているのでチーズが溶けたらOK)

海鮮キムチスープ

4人分　煮る

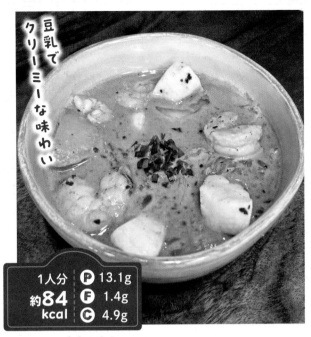

豆乳でクリーミーな味わい

1 えび12尾（100g）と帆立4個（120g）を食べやすい大きさに切る。

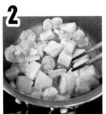

2 鍋に**1**を入れて火が通るまで炒める。

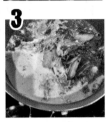

3 **2**の鍋にキムチ200g、豆乳200㎖、ラカントS・顆粒コンソメ各小1を入れて沸騰しない程度に温める。

4 器に盛り、わけぎ（みじん切り）少々をのせる。

1人分	P	13.1g
約84 kcal	F	1.4g
	C	4.9g

DHA・EPAが摂れる　さば缶・ツナ缶

弱点 マンネリ化しがち → **ちゃんるいテク** 肉の替わりに使う

さば缶バーグ

3個分　焼き

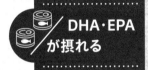

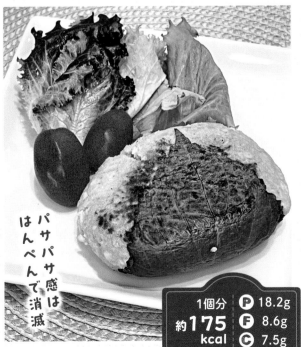

パサパサ感ははんぺんで消滅

1 ミキサーにさば水煮缶1缶（約150g／水分は捨てて、身だけを使う）、はんぺん1枚、卵1個、味噌・ラカントS各小1/2、片栗粉大1を全て入れなめらかになるまで混ぜ合わせる。

2 3等分して丸く成形し、大葉3枚で巻く。

3 フライパンで両面に焼き目がつく程度に焼く。

4 **3**に水適量を回し入れ、蓋をして蒸し焼きにし、中まで火を通す。

1個分	P	18.2g
約175 kcal	F	8.6g
	C	7.5g

約15個分 さば缶餃子

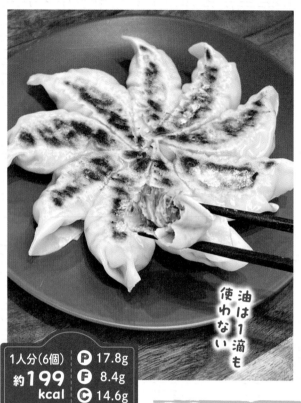

油は1滴も使わない

1人分(6個)	P 17.8g
約**199** kcal	F 8.4g
	C 14.6g

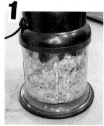

1 ミキサーにさば水煮缶1個（約150ｇ）水分は捨てて、身だけを使う。長ねぎ50g、生姜チューブ2㎝、昆布茶顆粒小1弱、ラカントS小1を入れ、なめらかになるまで撹拌する。

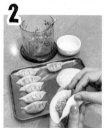

2 1を餃子の皮（15枚程度）で包む。

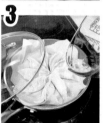

3 2をフライパンに並べ、焼き目がついたら、水適量を回し入れ蓋をして蒸し焼きにする。フライパンの中の水けがなくなったら完成。

煮る

2人分 さば缶きのこカレー

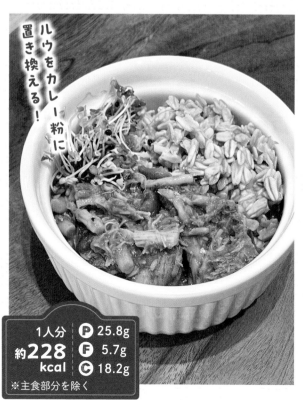

ルウをカレー粉に置き換える！

1人分	P 25.8g
約**228** kcal	F 5.7g
	C 18.2g
※主食部分を除く	

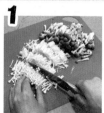

1 鍋に食べやすい大きさに切ったしめじ・えのき（各1パック）を入れてしんなりするまで炒める。

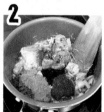

2 1にカレー粉大2、ケチャップ・ソース・蜂蜜各大1、さば水煮缶180gを汁ごと入れる。

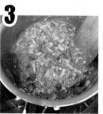

3 さばの身をほぐしながら、全ての具材を混ぜ合わせる。

4 好みの主食（白米、オートミール、カリフラワーライス）を盛り、3を添える。

ツナ缶とにらの棒餃子

焼き

1 にら50g（みじん切り）、ツナ水煮缶1個（70g）の汁を軽く切る、<u>コチュジャン大1</u>、<u>にんにくチューブ1cm</u>を混ぜ合わせる。

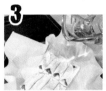

2 1を餃子の皮18枚で包む。

※皮の真ん中にあんを置き、両端をたたんで3つ折りにし、フチを水で濡らして留める。

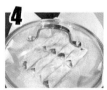

3 フライパンにクッキングシートを敷き2を並べる。

4 3に水少々を回し入れ、蓋をして蒸し焼きにし、中まで火を通す。

5 水けが無くなり、皮に焼き目がついたら完成。

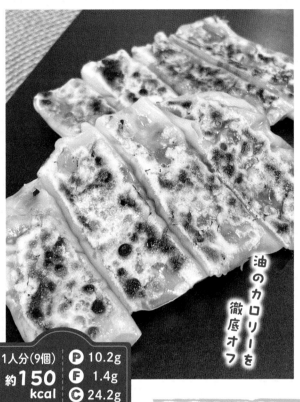

油のカロリーを徹底オフ

1人分（9個）	P 10.2g
約**150**kcal	F 1.4g
	C 24.2g

ツナ缶とコーンのオートミールピザ

焼き

レンジ

1 オートミール（ロールドオーツ）60g、<u>水80ml</u>、<u>片栗粉小2</u>、塩ひとつまみを耐熱容器に入れて混ぜ合わせ、1分レンチン。

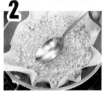

2 フライパンにクッキングシートを敷き、1を入れ、スプーンを使って平たく広げる。

3 生地の上にトマトソース大2をのせて全体に広げ、ツナ水煮缶1/2個（35g）、コーン（冷凍・缶でもOK）30g、溶けるチーズ40gをトッピングする。

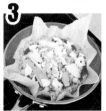

4 蓋をしてチーズが溶けたら完成。

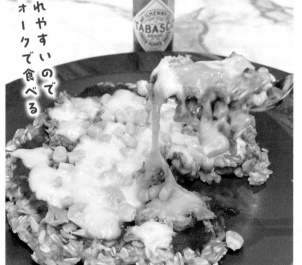

崩れやすいのでフォークで食べる

1人分（1/2枚）	P 13.1g
約**220**kcal	F 7.8g
	C 24.0g

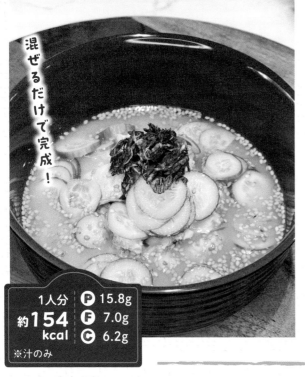

混ぜるだけで完成！

1人分	P	15.8g
約154 kcal	F	7.0g
	C	6.2g
※汁のみ		

ツナ缶冷や汁

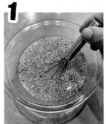

1 ボウルに味噌大1、生姜チューブ2cm、ラカントS小1.5、昆布茶顆粒小1/2、白ごま大1/2を入れて混ぜる。そこに水200mlを少しずつ入れて混ぜ合わせる。

2 器に好みの主食（白米、オートミール、カリフラワーライス）を盛り、輪切りにしたきゅうり50g、水けを切ったツナ水煮缶1缶（70g）をのせ **1** を流し入れる。細かく切った大葉2枚をのせる。

油は使わずにレンジ調理！

2人分 # ツナ缶とキヌアのキムチチャーハン

レンジ

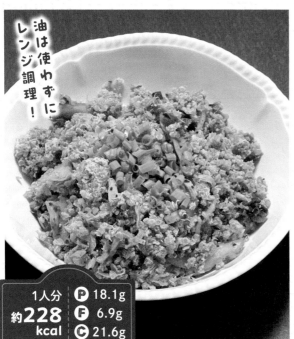

1人分	P	18.1g
約228 kcal	F	6.9g
	C	21.6g

1 キムチ150gは水分を切り細かく刻む。ツナ水煮缶1缶（70g）は水分を切っておく。

2 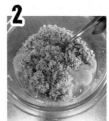 耐熱容器に炊いたキヌア160gと卵2個を入れて混ぜ合わせる。

3 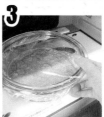 卵が固まる程度4〜5分レンチン。

4 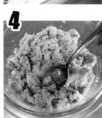 **3**をスプーンでしっかりほぐす。

5 **4**に**1**を入れる。

6 混ぜ合わせ、1分レンチン。

7 器に盛り、長ねぎ適量を散らす。

キヌアの炊き方

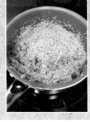

◀ ◀ ◀ **1** キヌア1：水5の分量で鍋に入れ、沸騰するまで強火で煮る。

2 沸騰したら弱火にして水分が無くなるまで煮込み火を止める。10分放置して蒸らす。

豊富なたんぱく質を含む 豆腐・豆乳

弱点 淡白な味になりがち → ちゃんるいテク コクプラス

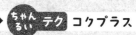

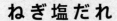

ねぎ塩だれ

焼肉屋さんのあの味

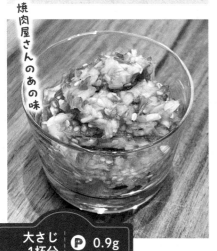

大さじ1杯分	P	0.9g
約26kcal	F	1.6g
	C	1.6g

1 長ねぎ100g(みじん切り)、昆布茶顆粒・ラカントS・レモン汁各小1/2、塩コショウひとつまみ、白ごま大1を混ぜる。

4人分 ### 豆腐ときくらげの白和え レンジ

食物繊維と鉄分をチャージ!!

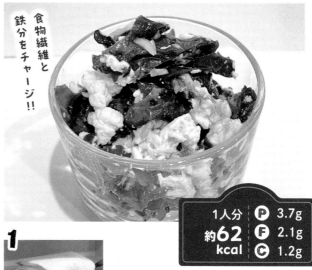

1人分	P	3.7g
約62kcal	F	2.1g
	C	1.2g

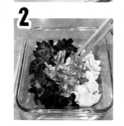

1 絹豆腐150gをキッチンペーパーで包み、2〜3分レンチンして水けをとる。

2 お湯で戻し、食べやすい大きさに刻んだ乾燥きくらげ12枚、ねぎ塩だれ大2(左記参照)、**1**を器に入れ、豆腐を崩しながら混ぜる。

1人分	P	8.9g
約95kcal	F	2.9g
	C	5.9g

2人分 ### カリフラワーと豆腐のポタージュ レンジ

ビシソワーズを再現!

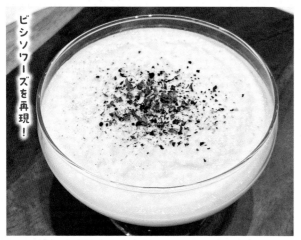

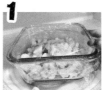

1 粗めに切ったカリフラワー300gを耐熱皿に入れて2分レンチン。(カリフラワーが柔らかくなればOK。)

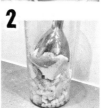

2 **1**と絹豆腐150g、顆粒コンソメ小1、塩ひとつまみをミキサーにかける。

3 器に盛り付け、お好みで黒コショウと乾燥パセリ少々を散らす。

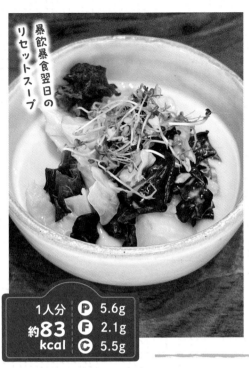

暴飲暴食翌日のリセットスープ

具沢山豆乳スープ

煮る

1 キャベツ250g、湯で戻した乾燥きくらげ8〜10枚を食べやすい大きさに切る。

2 鍋にキャベツを入れてしんなりするまで炒める。

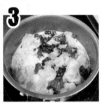

3 2にきくらげ、豆乳400mℓ、昆布茶顆粒小1/2、白だし大1を入れて沸騰しない程度に温める。

4 器に盛り、ブロッコリースプラウト少々をのせる。

1人分 約83kcal	**P**	5.6g
	F	2.1g
	C	5.5g

豆乳でカロリー大幅ダウン

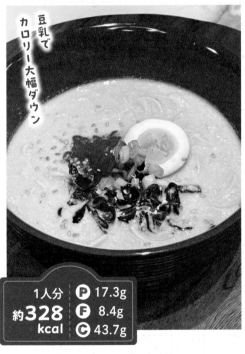

豆乳豚骨ラーメン

煮る

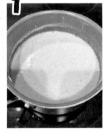

1 鍋に無調整豆乳400mℓ、麺つゆ大2、ラカントS大1.5、鶏がらスープの素顆粒小2、にんにくチューブ1cmを入れて温める。豆乳が分離するので、弱火で温める。

2 きくらげ4枚を湯で戻してせん切りにする。ゆで卵1個は半分に切る。

3 器に1のスープを入れ、ゆでたそうめん1束(全量2束)を入れる。2、適量の紅生姜、わけぎ、白ごまを添える。

1人分 約328kcal	**P**	17.3g
	F	8.4g
	C	43.7g

しらたき下準備

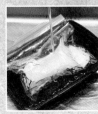

3 冷凍麺を流水で袋のまま解凍する。

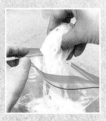

2 水けを切って、保存袋に入れて冷凍する。

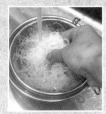

1 しらたき1袋をざるに出し、軽く水で洗う。

麺→糖質ゼロ麺・しらたき

約6個分 **しらたき春巻き** 🔲 オーブン

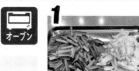

1. たけのこの水煮100gを細切り、にら100gは食べやすい長さに切っておく。

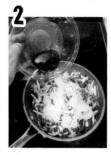

2. フライパンで1をしんなりするまで炒め、〈下準備済みしらたき〉1袋とあらかじめ混ぜておいた、鶏がらスープの素顆粒・片栗粉・酒各小1、醤油・ラカントS各小2、オイスターソース大1を回し入れる。

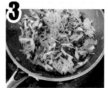

3. 炒めて調味料を絡める。

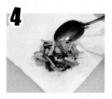

4. 春巻きの皮6枚に3をのせて巻く。

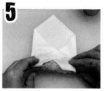

5. 小麦粉小1＋水小2を混ぜたものを塗り、端をとめる。

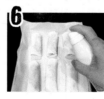

6. クッキングシートを敷いたオーブン皿に並べ、オリーブ油を軽くスプレーする。

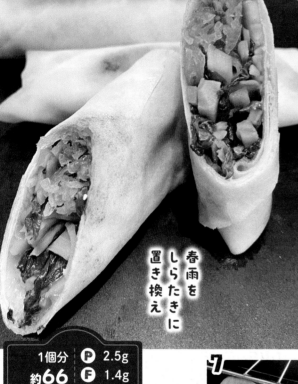

春雨をしらたきに置き換え

1個分		
	P	2.5g
約66kcal	F	1.4g
	C	9.6g

7. 200℃のオーブンで10～15分焼いて焼き色をつける。

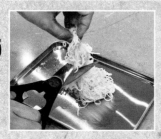

5. 食べやすい大きさに切る。

◀ ◀ ◀ ◀ ◀ ◀

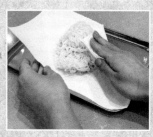

4. ザルにあけて水けを切り、キッチンペーパーでくるみ、水けをしっかりとる。

しらたきソース焼きそば

焼き

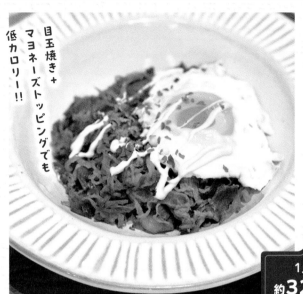

目玉焼き＋マヨネーズトッピングでも低カロリー！！

1 しらたき1袋の下準備を行う（P.64参照）。

2 豚肉80g（一口大に切る）と長ねぎ50g（小口切り）をフライパンで炒め、塩コショウする。

3 **2** に **1** を入れ、『お好みソース』大1.5を絡める。

4 器に盛り、目玉焼き（1個）、マヨネーズ（小1）、青のりをのせる。

1人分	**P** 25.2g
約**325**kcal	**F** 16.9g
	C 14.8g

ミートボールのトマトパスタ風

焼き

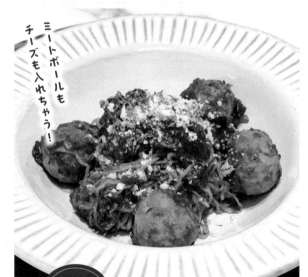

ミートボールもチーズも入れちゃう！

1 しらたき1袋の下準備を行う（P.64参照）。

2 フライパンに鶏むね肉ミートボール4個（P46参照）、一口大に切ったマッシュルーム2個、半分に切ったミニトマト3個を入れて炒める。

3 トマトソース缶150g、ケチャップ大1、ラカントS大1/2を **2** のフライパンに入れて沸々するまで煮る。

4 **3** に **1** を入れてソースと絡める。

5 器に盛り、モッツァレラチーズ25gを飾り、トッピングのパセリをかける。

1人分	**P** 35.8g
約**315**kcal	**F** 7.3g
	C 22.8g

ミートボールは好みで用意

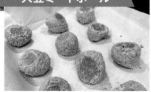

大豆ミートボール

レシピはP.14参照。

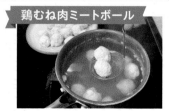

鶏むね肉ミートボール

レシピはP.46参照。

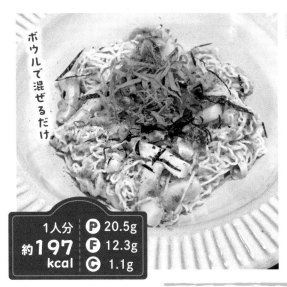

ボウルで混ぜるだけ

たらこパスタ風

レンジ

1 しらたき1袋の下準備を行う（P.64参照）。

2 冷凍シーフード50gを耐熱皿に入れ、2〜3分レンチン。

3 ボウルに**2**、たらこ50ｇ、マヨネーズ大1、牛乳小1/2、**1**を入れて混ぜ合わせる。

4 器に盛り大葉1枚・海苔（各細切り）をのせる。

1人分 約**197** kcal	**P** 20.5g
	F 12.3g
	C 1.1g

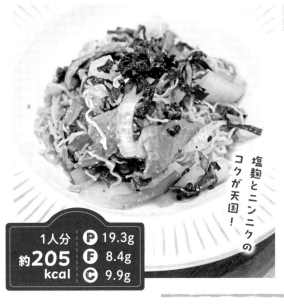

塩麹とニンニクのコクが天国！

豚肉とにらの塩焼きそば風

焼き

1 しらたき1袋の下準備を行う（P.64参照）。

2 豚肉80g（一口大）、にら50g（ザク切り）、玉ねぎ50g（薄切り）をフライパンで炒めて軽く塩コショウをふる。

3 塩こうじ大1、にんにくチューブ1㎝、ラカントS小1/2（以上を混ぜておく）を**2**に入れて絡め、**1**を入れてさらに絡める。

4 器に盛り、海苔をトッピングする。

1人分 約**205** kcal	**P** 19.3g
	F 8.4g
	C 9.9g

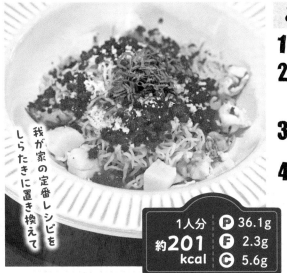

我が家の定番レシピをしらたきに置き換えて

とびこのシーフードパスタ風

焼き

1 しらたき1袋の下準備を行う（P.64参照）。

2 えび3尾・帆立2個（それぞれ一口大に切る）をフライパンで炒め、にんにくチューブ1㎝、クレイジーソルトひとつまみで調味する。

3 **2**に白ワイン大1を加えてひと煮たちさせてアルコール分を飛ばし、**1**を入れて絡める。

4 器に盛り、とびこ大1と大葉1枚（せん切り）をトッピングする

1人分 約**201** kcal	**P** 36.1g
	F 2.3g
	C 5.6g

しらたきのチャプチェ

2人分

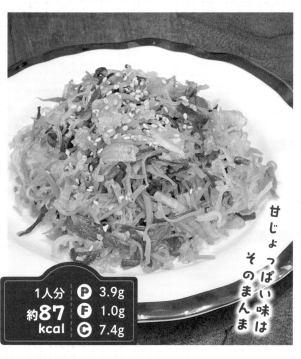

甘じょっぱい味はそのまんま

1人分 約**87**kcal	P	3.9g
	F	1.0g
	C	7.4g

1 しらたき2袋の下準備を行う（P.64参照）。

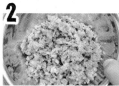

2 こんにゃくミンチ（こんにゃく1枚分）（P.10参照）を用意する。

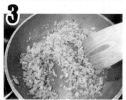

3 フライパンで **2** を炒め、醤油・ラカントS各大1、にんにくチューブ1cmで調味し、器に出しておく。

4 玉ねぎ50g（薄切り）、にら50g（食べやすい大きさに切る）、にんじん50g（せん切り）をフライパンで炒める。

5 **4** のフライパンに **1**、**3** を入れ、醤油・酒・ラカントS各大2を入れ全体を混ぜ合わせる。

6 器に盛り、白ごまを散らす。

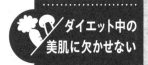

ダイエット中の美肌に欠かせない

野菜

弱点 満足感がない → **ちゃんるいテク** コク旨な味付けで無限に食べたくなる

にんじんのヨーグルトドレッシング

万能ドレッシング

大さじ1杯分 約**18**kcal	P	1.0g
	F	0.1g
	C	3.1g

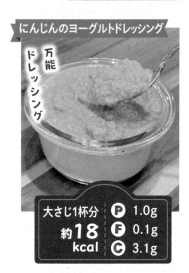

にんじん1本（すりおろす）、無脂肪・無糖ヨーグルト100g、ラカントS大2、レモン汁大1、塩コショウ小1/2を混ぜ合わせる。

玉ねぎソース

甘辛味で牛肉に合う!!

大さじ1杯分 約**14**kcal	P	0.6g
	F	0g
	C	3.0g

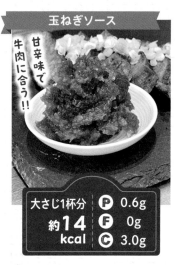

1 玉ねぎ100gをミキサーにかける。（ミキサーが無ければみじん切りでもOK！）

2 **1** をフライパンでしんなりするまで炒めて、麺つゆ大3、ラカントS大1を入れて混ぜ合わせる。

ハニーマスタード

サラダ、鶏肉、豚肉に合う

大さじ1杯分 約**30**kcal	P	0.4g
	F	0.8g
	C	5.1g

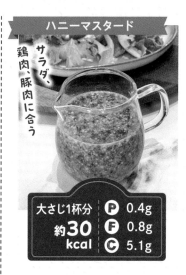

粒マスタード1：蜂蜜1：酢1で混ぜ合わせる。

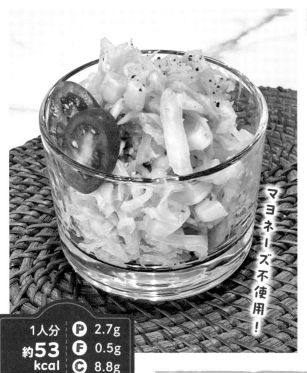

コールスローサラダ

1 キャベツ400g(せん切り)に塩ひとつまみかけて揉み10分程度置いておく。

2 **1**の水分をしっかり絞る。

3 **2**にコーン60g(冷凍・ゆでなどお好みで)、にんじんのヨーグルトドレッシング大4(P.68参照)、黒コショウひとつまみを加えて混ぜ合わせる。

マヨネーズ不使用!

POINT

マヨネーズの代わりにヨーグルトを使ってカロリーを大幅カットしたコールスローサラダです。

1人分	P	2.7g
約53 kcal	F	0.5g
	C	8.8g

絶品ダイエットおかず

4人分 **砂肝のねぎまみれ**

焼き

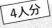

フライパンにクッキングシートを敷き、砂ぎも400gを油を使わずに炒める。

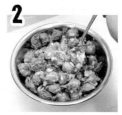

2 **1**とねぎ塩だれ大4(下記参照)を混ぜ合わせる。

ねぎ塩だれ

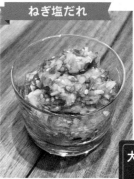

長ねぎ100g(みじん切り)、昆布茶顆粒・ラカントS・レモン汁各小1/2、塩コショウひとつまみ、白ごま大1を混ぜる。

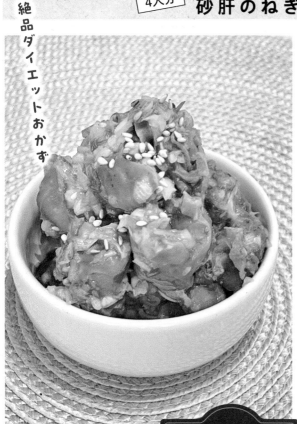

1人分	P	19.2g
約115 kcal	F	3.4g
	C	1.6g

大さじ1杯分	P	0.9g
約26 kcal	F	1.6g
	C	1.6g

きくらげのいなり

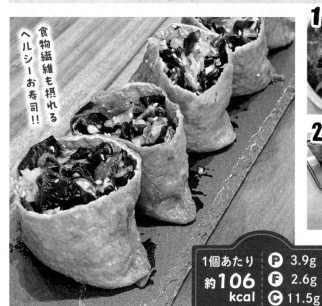

食物繊維も摂れるヘルシーお寿司!!

1
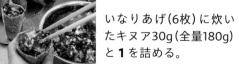
湯で戻した乾燥きくらげ12枚(せん切り)と、ねぎ塩だれ大1(P.69参照)を混ぜ合わせる。

2
いなりあげ(6枚)に炊いたキヌア30g(全量180g)と**1**を詰める。

1個あたり 約106 kcal	P 3.9g
	F 2.6g
	C 11.5g

5〜6人分 ## キヌアのサラダ

 レンジ

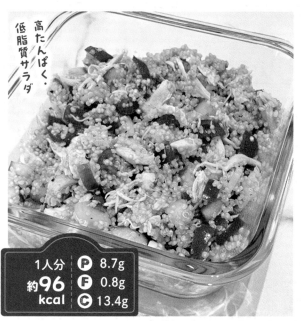

高たんぱく・低脂質サラダ

1
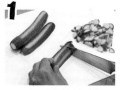
きゅうり2本(銀杏切り)、ミニトマト10個(角切り)にする。

2
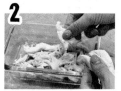
耐熱皿に鶏ささみ2本を入れ、火が通るまでレンチン。冷めたら手で食べやすい大きさに割く。

3
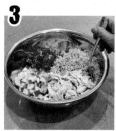
ボウルに**1**と**2**、炊いたキヌア200g(炊き方は下記参照)、コンソメ顆粒小1/2、レモン汁大2、塩コショウひとつまみ、ラカントS小1.5を入れ、しっかり混ぜ合わせる。

1人分 約96 kcal	P 8.7g
	F 0.8g
	C 13.4g

キヌアの炊き方

2
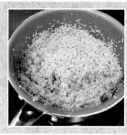
沸騰したら弱火にして水分が無くなるまで煮込み火を止める。10分放置して蒸らす。

◀ ◀ ◀

1
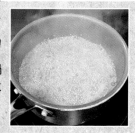
キヌア1:水5の分量で鍋に入れ、沸騰するまで強火で煮る。

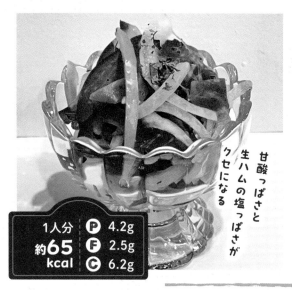

1人分	P	4.2g
約65 kcal	F	2.5g
	C	6.2g

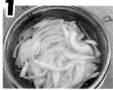

4人分 パプリカサラダ

1 玉ねぎ100gを薄切りにして、水にさらして辛みを抜く。キッチンペーパーで包み水けを取っておく。

2 パプリカ2個を細切りにする。

3 容器に **1** と **2**、食べやすい大きさに切った生ハム50g、酢大2、塩2つまみ、ラカントS大1/2、黒コショウ少々、乾燥パセリ適量を入れて混ぜ合わせる。

4 10分ほど置いて味をなじませる。

4人分 トマトとブロッコリーのおかか和え

1 ブロッコリー200gを食べやすい大きさに切り分け、耐熱容器に入れて2〜3分レンチン。

2 鰹節5g、醤油大1、ラカントS小2を混ぜ合わせ、ブロッコリーが温かいうちに回しかけて混ぜる。

3 ミニトマト8個を半分に切って、**2** に加える。

1人分	P	3.5g
約30 kcal	F	0.3g
	C	2.0g

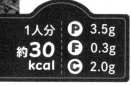

きゅうりとたこのコチュジャン和え

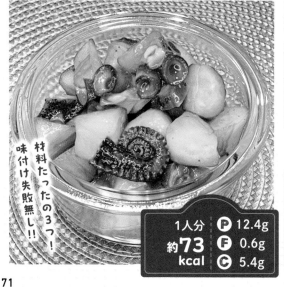

1人分	P	12.4g
約73 kcal	F	0.6g
	C	5.4g

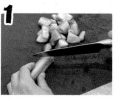

1 きゅうり1本(100g)を粗めに皮をむき乱切りにする。

2 ゆでだこ50gを一口大に切る。

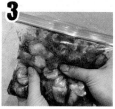

3 **1** と **2**、コチュジャン大1/2をジッパー付き保存袋に入れ軽く揉み、10分程度置いて出来上がり。

ブロッコリーと鶏むね塩昆布

4人分

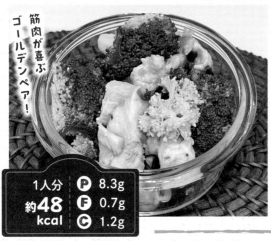

筋肉が喜ぶゴールデンペア！

1人分	P	8.3g
約48 kcal	F	0.7g
	C	1.2g

1 ブロッコリー200gを食べやすい大きさに切り分け、耐熱容器に入れて2〜3分レンチン。

2 鶏むね肉(塩こうじ＋柚子胡椒)100g(P.45参照)を食べやすい大きさに切る。

3

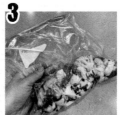

保存袋に**1**と**2**、塩昆布5g入れて全体がなじむように軽く揉み、10分程度置き、味をなじませる。

ブロッコリーとレーズンのサラダ

4人分

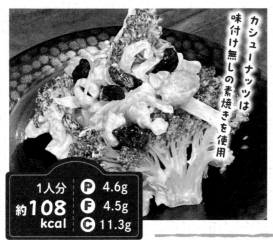

味付け無しの素焼きを使用

カシューナッツは

1人分	P	4.6g
約108 kcal	F	4.5g
	C	11.3g

1 ブロッコリー200gを食べやすい大きさに切り分け、耐熱容器に入れて2〜3分レンチン。

2 玉ねぎ1/4個(50g)を薄切りにして水に10分程度さらして辛みを取り、水けを切っておく。

3 別の容器に無脂肪・無糖ヨーグルト80g、<u>昆布茶顆粒 小1/2</u>、ラカントS小2、<u>麺つゆ小1</u>の材料を入れて混ぜ合わせておく。

4 **1**、**2**、**3**、レーズン30g、カシューナッツ50gを混ぜる。

ブロッコリーのサーモンエッグサラダ

4人分

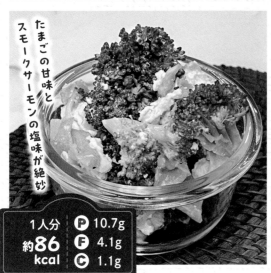

たまごの甘味とスモークサーモンの塩味が絶妙

1人分	P	10.7g
約86 kcal	F	4.1g
	C	1.1g

1 ブロッコリー200gを食べやすい大きさに切り分け、耐熱容器に入れて2〜3分レンチン。

2 別の耐熱容器に卵2個とラカントS小2を入れてよく混ぜて、ラップをして2分程度加熱する。(卵が固まる程度)

3

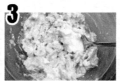

2に無脂肪・無糖ヨーグルト大1、<u>昆布茶顆粒 小1/2</u>を加え、卵をほぐしながら混ぜ合わせる。

4

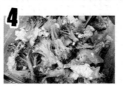

1と**3**、一口大に切ったスモークサーモン80gをすべて混ぜ合わせる。

なすの揚げ浸し風

（4人分）

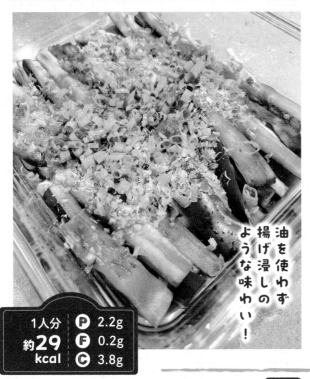

1人分 約29kcal
- P 2.2g
- F 0.2g
- C 3.8g

油を使わず揚げ浸しのような味わい！

1 なす4本（300g）を食べやすい大きさに切り、5分水につけておく。
※写真は棒状ですが乱切りでもなんでもOK。

2 1を耐熱皿に入れ、ラップをしてなすがしなっとなるまで2〜3分レンチン。

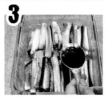

3 麺つゆ大3、ラカントS大1/2、生姜チューブ1cm、料理酒大1を混ぜ、2に回しかける。再度ラップをしてレンチン1分。

4 3をレンジから取り出し、全体を軽く混ぜてレンチン1分。

5 4に鰹節5gと小口切りにした万能ねぎ15gを散らして完成！　10分ほど置いて味をなじませる。

除脂肪野菜炒め

（2人分）　焼き

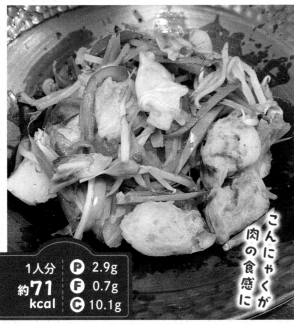

1人分 約71kcal
- P 2.9g
- F 0.7g
- C 10.1g

こんにゃくが肉の食感に

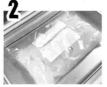

1 こんにゃく2袋を手で一口大にちぎる。

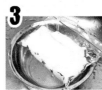

2 保存袋に入れて冷凍庫で凍らせる。

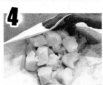

3 2を流水で解凍する。

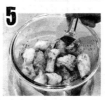

4 キッチンペーパーで包み水けをしっかり取り除く。

5 4と焼肉のたれ大2を混ぜておく。

6 キャベツ100g、ピーマン50g、にんじん30g、もやし100gを食べやすい大きさに切り、フライパンで炒める。

7 野菜に火が通ったら5を入れて炒める。最後に塩コショウ少々をする。

大根餅

2人分

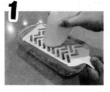

1 大根400gの皮をむき、すりおろして軽く水分を絞る。

2 ボウルに **1**、長ねぎ20g（小口切り）、桜えび20g、鶏がらスープの素顆粒小1/2、ラカントS小1を入れて混ぜる。

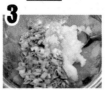

3 **2**のボウルにこんにゃくパウダー7gを加えてよく混ぜ合わせる。

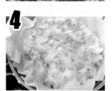

4 フライパンに **3**を流し入れ、両面を焼く。

焼き

こんにゃくパウダーでモチモチ

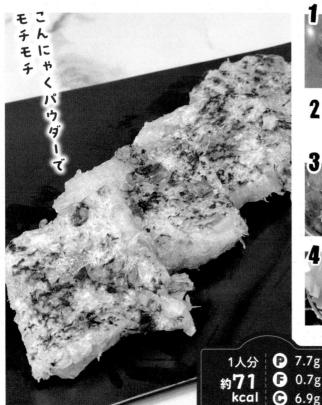

1人分 約71kcal **P** 7.7g **F** 0.7g **C** 6.9g

こんにゃくパウダー

低糖質なめたけ

大さじ約10杯分

1 えのきだけ1袋を細かく切る。

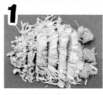

2 フライパンに **1**、麺つゆ・酒各大3、ラカントS大2を入れて、ひと煮たちさせる。

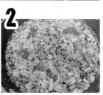

3 **2**に酢大1/2を入れて混ぜ、最後にサイリウム小1/2を入れ、ダマにならないように手早く混ぜ合わせる。

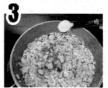

4 容器に入れてラップをし、冷蔵庫でしっかり冷やす。

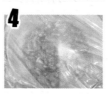

煮る

ご飯にも冷奴にも合う

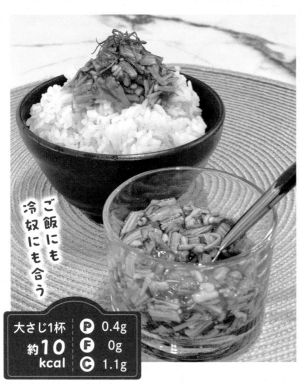

大さじ1杯 約10kcal **P** 0.4g **F** 0g **C** 1.1g

焼きポテト

2人分

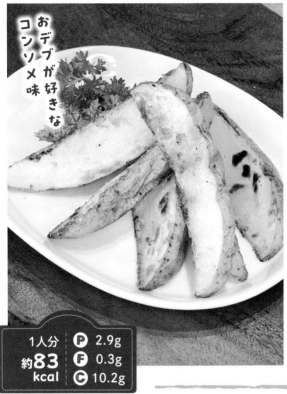

おデブが好きな
コンソメ味

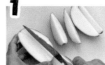

1 じゃがいも300gを皮をむかずに、三日月型の食べやすい大きさに切る。

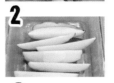

2 耐熱皿に**1**のじゃがいもを重ならないように並べて。5分レンチンし芯まで火を通す。

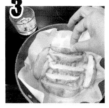

3 **2**のじゃがいもを熱したフライパンに並べ、コンソメ・ラカントS各小1/2、ガーリックパウダー・クレイジーソルト各ひとつまみを混ぜて、半量振りかける。

4 焼き色がついたら、ひっくり返し、**3**の調味料の残りをさらに振る。全体に焼き色をつける。

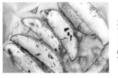

※フライパンに残った調味料をじゃがいもにこすりつけるように焼くと味がしっかりつく。

1人分		
約83 **kcal**	**P**	2.9g
	F	0.3g
	C	10.2g

ポテトチップス・コンソメ味

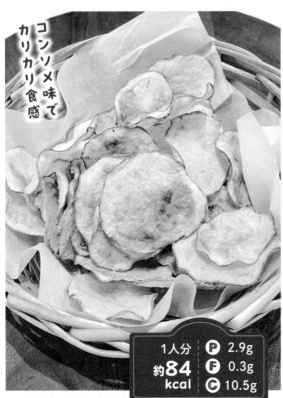

コンソメ味で
カリカリ食感

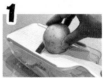

1 洗ったじゃがいも1個(150g程度)を皮ごとスライサーで薄くスライスする。

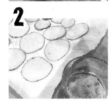

2 平たい耐熱皿にクッキングシートを敷き、**1**を並べてコンソメ顆粒・ラカントS各小1/2、塩少々を混ぜたものを全体に振りかける。

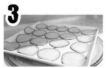

3 **2**を約3分レンチン。

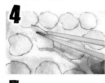

4 **3**をレンジから出し、裏返して再度3分レンチン。

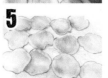

5 キツネ色になったら完成。
※柔らかい場合は焦げないように気をつけながら、追い加熱。

1人分		
約84 **kcal**	**P**	2.9g
	F	0.3g
	C	10.5g

2人分 さつまいもチップス

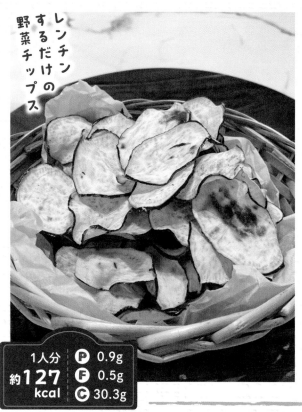

1人分	P	0.9g
約**127**kcal	F	0.5g
	C	30.3g

1 洗ったさつまいも1個(200g)を皮ごとスライサーで薄くスライスする。

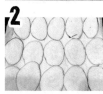

2 平たい耐熱皿にクッキングシートを敷いて**1**を並べる。

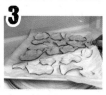

3 3分レンチン。

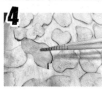

4 **3**をレンジから出し、裏返して再度1分レンチン。

5 カリカリになったら完成。
※柔らかい場合は焦げない様に気をつけながら、追い加熱。

ビーツチップス

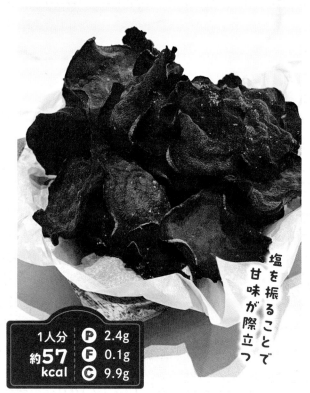

塩を振ることで甘味が際立つ

1人分	P	2.4g
約**57**kcal	F	0.1g
	C	9.9g

1 洗ったビーツ(150g程度)を皮ごとスライサーで薄くスライスする。

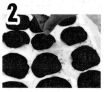

2 平たい耐熱皿にクッキングシートを敷き、**1**を並べて<u>塩少々</u>を全体に振りかける。

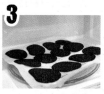

3 **2**を約3分レンチン。

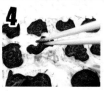

4 **3**をレンジから出し、裏返して再度3分レンチン。

5 カリカリになったら完成。
※柔らかい場合は焦げない様に気をつけながら、追い加熱。

じゃがいものクラムチャウダー

 煮る レンジ

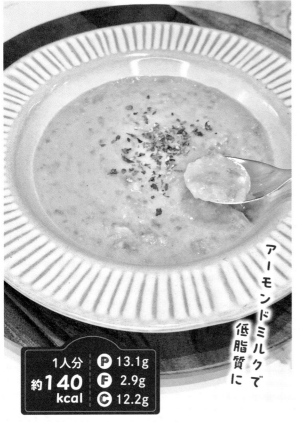

アーモンドミルクで低脂質に

1人分 約140 kcal	P 13.1g
	F 2.9g
	C 12.2g

1
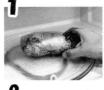
洗ったじゃがいも250gをラップに包み、2〜3分レンチンして皮をむく。

2
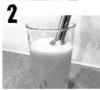
1、アーモンドミルク500mlをブレンダーにかけてペースト状にする。

3
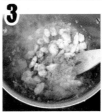
玉ねぎ1個、にんじん1本をみじん切りにして鍋で炒め、しんなりしてきたら解凍した冷凍あさり(殻なし)200gを入れて塩コショウを振る。

4
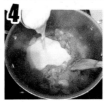
3の鍋に**2**を流し入れ、鶏がらスープの素顆粒小2、昆布茶顆粒小1を入れて煮込む。

5 **4**を器に盛り、乾燥パセリ適量を振る。

りんごチップス

レンジ

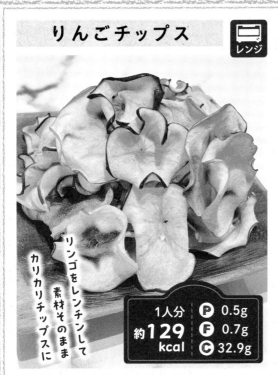

リンゴをレンチンして素材そのままカリカリチップスに

1人分 約129 kcal	P 0.5g
	F 0.7g
	C 32.9g

1
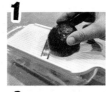
洗ったりんご1個(230g程度)を皮ごとスライサーで薄くスライスする。

2
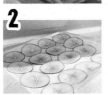
平たい耐熱皿にクッキングシートを敷き**1**を並べ、3分レンチン。

3
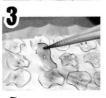
2を裏返して3分レンチン。

4
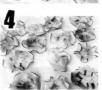
カリカリになったら完成。
※柔らかい場合は焦げないように気をつけながら追い加熱。

小麦粉・タルト生地→オートミール（粉、ロールドオーツ）

6個分　ダブルチョコレート焼きドーナツ

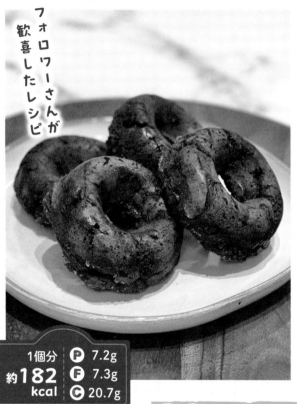

フォロワーさんが歓喜したレシピ

1個分 約182kcal
P 7.2g
F 7.3g
C 20.7g

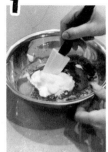

1 ボウルにオートミール粉150g、ココアパウダー30g、ラカントS70g、ベーキングパウダー小1、インスタントコーヒー小2、高カカオチョコレートチップ50g、卵1個、アーモンドミルク80㎖、無糖・無脂肪ヨーグルト80gを入れる。

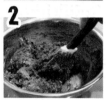

2 混ぜる。

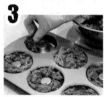

3 2をドーナツ型に詰める。
※ビニール手袋をすると作業しやすい。

4 180℃のオーブンで約15分焼く。

6個分　抹茶ブラウニー

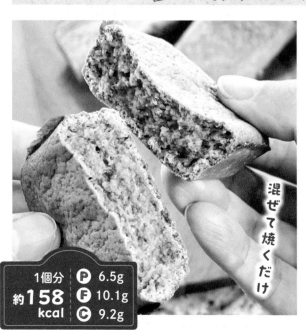

混ぜて焼くだけ

1個分 約158kcal
P 6.5g
F 10.1g
C 9.2g

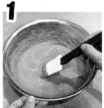

1 ボウルにオートミール粉90g、ラカントS90g、卵3個、抹茶パウダー・アーモンドミルク・ココナッツオイル各大3を入れ、なめらかになるまで混ぜる。

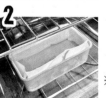

2 1を大き目の耐熱皿に入れ、170℃のオーブンで20～25分焼く。
※10×20㎝のパウンドケーキ型使用。

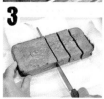

3 冷めてから6個に等分する。

焼きドーナツ 6個分

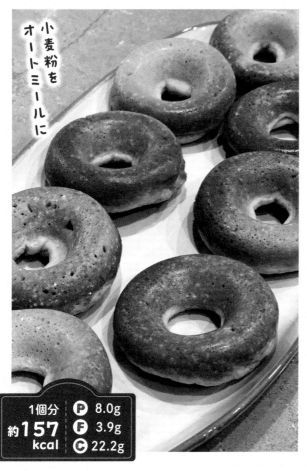

小麦粉をオートミールに

1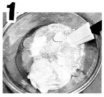
ボウルにオートミール粉200ｇ、無糖・無脂肪ヨーグルト150ｇ、ラカントS80g、卵2個、ベーキングパウダー小2を入れる。

2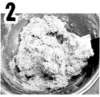
しっかり混ぜる。

3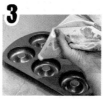
保存袋の角を切って絞り袋を作る。

4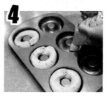
3の袋に**2**を入れてドーナツ型に絞り出す。

5 180℃のオーブンで約20分焼く。冷めたら型から外す。

1個分
約157kcal
P 8.0g
F 3.9g
C 22.2g

チョコブラウニー 6個分

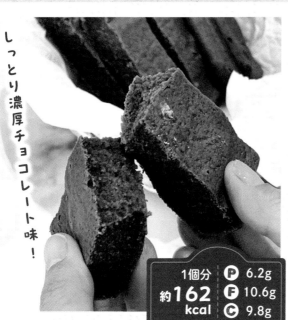

しっとり濃厚チョコレート味！

1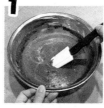
ボウルにオートミール粉90g、ラカントS90g、卵3個、ココアパウダー・アーモンドミルク・ココナッツオイル各大3を入れ、なめらかになるまで混ぜる。

2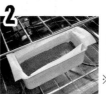
1を大き目の耐熱皿に入れ、170℃のオーブンで20〜25分焼く。

※10×20㎝のパウンドケーキ型使用。

3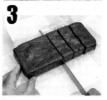
冷めてから6個に等分する。

1個分
約162kcal
P 6.2g
F 10.6g
C 9.8g

オートミールクッキー

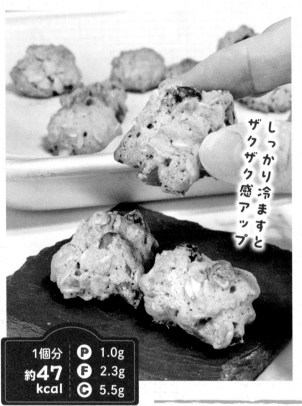

しっかり冷ますとザクザク感アップ

1
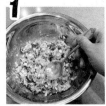
ボウルにオートミール（ロールドオーツ）・オートミール粉・蜂蜜各50g、ココナッツ油大1、好みの素焼きナッツや無糖レーズン適量を入れて混ぜる。

2
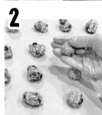
手で一口サイズにまとめ、クッキングシートを敷いたオーブン皿に並べる。

3
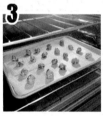
180℃のオーブンで20分焼く。

1個分	P	1.0g
約**47**kcal	F	2.3g
	C	5.5g

オートミール・豆腐チョコタルト

18cmタルト型1台分

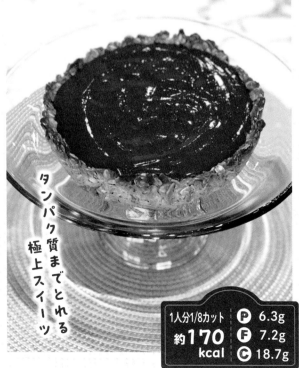

タンパク質までとれる極上スイーツ

タルト生地

1 ボウルにオートミール（ロールドオーツ）100g、オートミール粉・蜂蜜各50g、ココナッツオイル大2を入れ、混ぜ合わせる。

2
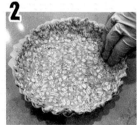
1をクッキングシートを敷いたタルト型に手でしっかり敷き詰める。

3 180℃のオーブンで20分焼き、冷ます。

中身

1 絹ごし豆腐350g、ラカントS 45g、ココアパウダー50gを混ぜ、冷ましたタルト生地に流し入れる。

2 冷蔵庫で30分以上冷やす。（冷やしても中身はクリーム状の仕上がり）

1人分1/8カット	P	6.3g
約**170**kcal	F	7.2g
	C	18.7g

コロコロアメリカンドッグ

約20個分

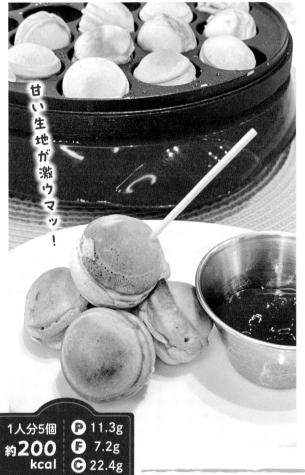

甘い生地が激ウマッ！

1
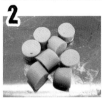
オートミール粉100g、卵2個、ベーキングパウダー小1、アーモンドミルク80㎖、ラカントS大3をブレンダーで混ぜ合わせる。

2
魚肉ソーセージ2本を一口大の輪切りにする。

3
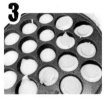
たこ焼き器に **1** を流し入れ、半分に **2** の魚肉ソーセージを入れる。

4
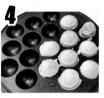
焼き色がついたら、魚肉ソーセージを入れていない生地を入れた方の生地に重ねてボールの形にする。

5
全体に火が通ったら器に取り、ケチャップ大2を添える。

1人分5個		
約200 kcal	**P** 11.3g	
	F 7.2g	
	C 22.4g	

オートミールティラミス

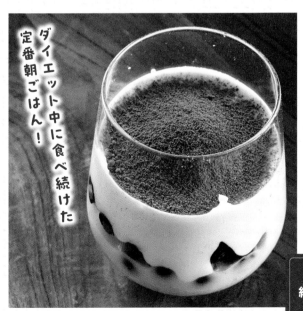

ダイエット中に食べ続けた定番朝ごはん！

1
深さのある器にオートミール（ロールドオーツ）30gとアーモンドミルク100㎖を入れて、冷蔵庫で一晩寝かせる。

2
1 にブルーベリー（イチゴ）50gなど好きなフルーツを入れる。

3
別容器にクリームチーズ30g、無脂肪・無糖ヨーグルト100g、蜂蜜15gを入れて混ぜ合わせる。

4
2 に **3** を流し入れ、最後にココアパウダー小1/2を振りかける。

1人分		
約328 kcal	**P** 11.7g	
	F 13.4g	
	C 41.5g	

CALORIE OFF 置き換えワザ
もっちり感→
サイリウム+オートミール粉

 レンジ 蒸す or 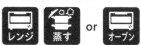 オーブン

4個分 もちもち肉まん

ずっしり食べ応えアリ！

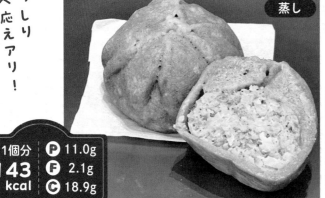
蒸し

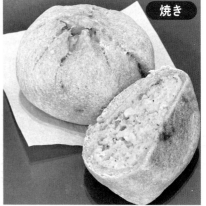
焼き

1個分	P	11.0g
約143 kcal	F	2.1g
	C	18.9g

7

ラップの上に4等分した **6** を伸ばし、上に具をのせる。

5 生地

混ぜた粉類(オートミール粉100g、サイリウム大1、ベーキングパウダー小3、ラカントS大1.5、塩ひとつまみ)に水120mℓを少しずつ加えて混ぜ、ひとかたまりにする。

3

2 を4等分して、それぞれラップで包んで丸める。

1 具(肉まん)

たけのこの水煮50g・玉ねぎ80g(みじん切り)をフライパンでしんなりするまで炒める。

8

ラップを使って具を包む。

6

5 を耐熱容器に入れて、30秒レンチン。

4

3 を耐熱皿にのせて1～2分レンチン。

2

ボウルにこんにゃくミンチ(こんにゃく1枚分)(P.10参照)と粗熱をとった **1**、鶏むね引き肉100g、醤油・オイスターソース各大1、ラカントS大1.5、黒コショウ少々を入れてよく混ぜ合わせる。

---

9 好みの方法で仕上げる。

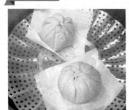

蒸す ＼もちもち食感派／

クッキングシートを四角に切り、上に肉まんをのせ、10～15分蒸し器で蒸す。

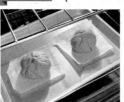

焼く 表面 ＼カリッと派／

200℃のオーブンで10～15分焼くと表面がカリッと中はモチモチに。

蒸し方 **1** 鍋に水を張る(網より下)。 **2** 沸騰するまで強火→沸騰したら弱火にする。
3 肉まんを入れたら蓋をし、10～15分蒸す。

82

さつま芋あんまん 4個分

具（さつまいもあん）

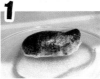
1 さつまいも200gをラップに包んで約3〜4分レンチン（芯まで火が通るまで）。

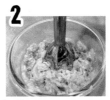
2 容器に**1**（皮をむき、適当な大きさに切る）、アーモンドミルク50㎖、ラカントS大3を入れてブレンダーで混ぜ合わせてあんを作る。

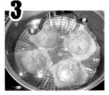
3 肉まん生地手順**5〜8**と同様に作業し、約10分蒸す（P.82参照）。

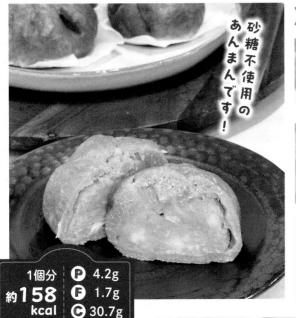

砂糖不使用のあんまんです！

1個分 約**158** kcal	P	4.2g
	F	1.7g
	C	30.7g

みたらし団子 2本分

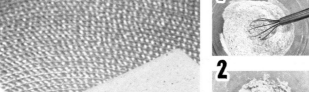

1 ボウルにオートミール粉40g、ラカントS大3、サイリウム大1/2を入れて混ぜ合わせる。

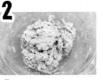
2 **1**に水80㎖を少しずつ加えて混ぜ、ひとかたまりにする。

※ダマになりやすいので注意。

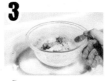
3 **2**を耐熱容器に入れて、30秒レンチン。

※加熱しすぎると固くなるので、様子を見る。

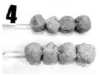
4 **3**を8等分して丸め、竹串1本に4個ずつ刺す（全2本）。

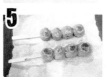
5 **4**をフライパンに並べ、焼き色を付けたら器に盛る。

6 混ぜておいた酒・醤油・ラカントS・水各大1、片栗粉小1を耐熱容器に入れ、10秒レンチン。片栗粉がダマにならない様によく混ぜる。さらに10秒加熱してよく混ぜて**5**にかける。

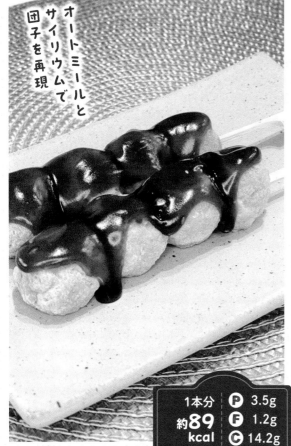

オートミールとサイリウムで団子を再現

1本分 約**89** kcal	P	3.5g
	F	1.2g
	C	14.2g

2個分 いちごクリームどら焼き

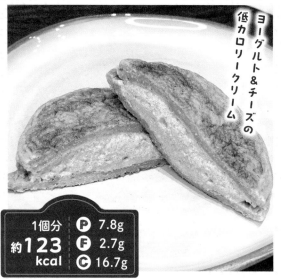

ヨーグルト＆チーズの
低カロリークリーム

1個分	**P**	7.8g
約**123**kcal	**F**	2.7g
	C	16.7g

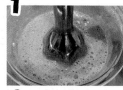

1 いちご50g、カッテージチーズ60g、無脂肪・無糖ヨーグルト40g、ラカントS大3、サイリウム小1.5をボウルに入れブレンダーにかける。

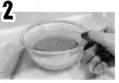

2 1を耐熱容器に入れて30〜40秒レンチンする。

3 よく混ぜる。

4 ボウルにオートミール粉40g、ラカントS・サイリウム各大1、ベーキングパウダー小2を入れて混ぜ合わせる。そこに水150mlを少しずつ加えて混ぜ、ひとまとまりにする。

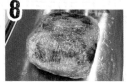

8 7をラップに包み、冷蔵庫で冷やす。

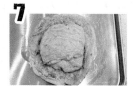

7 焼けたら取り出して冷ます。3のクリームをのせて、もう一枚の生地で挟む。

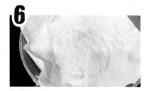

6 5を4等分にして、クッキングシートの上に薄く伸ばし、シートごとフライパンに入れて両面を焼く。

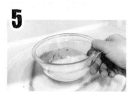

5 4を耐熱容器に入れて、30秒レンチン。

2個分 もちもちドーナツ

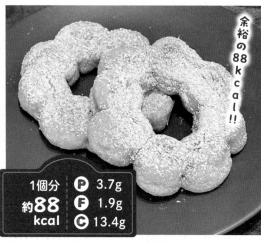

余裕の88kcal!!

1個分	**P**	3.7g
約**88**kcal	**F**	1.9g
	C	13.4g

1 ボウルにオートミール粉40g、ラカントS大3、サイリウム大1、ベーキングパウダー小2を入れて混ぜ合わせる。そこに、水100mlを少しずつ加えて混ぜ、ひとまとまりにする。

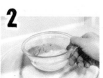

2 1を耐熱容器に入れて、30秒レンチン。

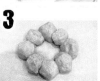

3 2を16等分して丸め、クッキングシートの上に8個つなげて輪を作る。
※同じものを2個作る。

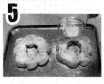

5 きなこ大1、ラカントS大1/2、塩ひとつまみを混ぜ、焼きあがった4にかける。

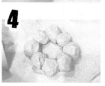

4 クッキングシートのままフライパンに入れて両面焼く。

ココアパウダーとラカントSで再現！

4個分 チョコレートもち

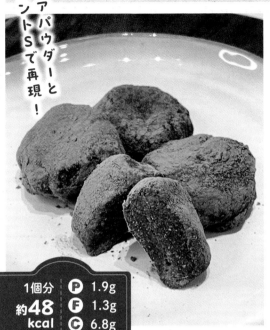

1 ボウルにオートミール粉40g、ココアパウダー・サイリウム各大1、ラカントS大4、ベーキングパウダー小1を入れて混ぜ合わせる。

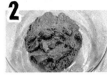

2 水100㎖を数回に分けて少しずつ加えて混ぜ、ひとかたまりにする。※ダマになりやすいので注意。

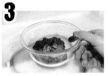

3 2を耐熱容器に入れて、30秒レンチン。

※加熱しすぎると固くなるので、様子を見て時間を調整する。

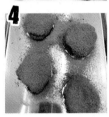

4 3を4等分にして丸め、バットの上に並べ、ココアパウダー大1をかける。

1個分	P	1.9g
約48kcal	F	1.3g
	C	6.8g

置き換えワザ **もちもち感 → サイリウム**

2人分 いちごのレアチーズケーキ風ババロア

スイーツ食べながら痩せられる

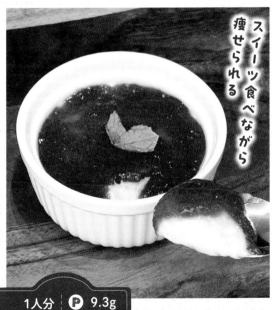

1 無脂肪・無糖ヨーグルト100g、カッテージチーズ100g、アーモンドミルク100㎖、ラカントS大4、サイリウム小1をブレンダーで混ぜ合わせる。

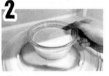

2 1を耐熱容器に入れて40秒～1分レンチンし、とろみを出す。

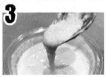

3 スプーンですくいあげた時にドロッとしていればOK。

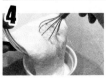

4 3を2等分して容器に入れる。

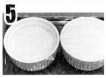

5 ラップをして冷蔵庫でしっかり冷やす。

1人分	P	9.3g
約91kcal	F	3.1g
	C	7.0g

6 5それぞれに「低糖質いちごジャム」大2（P.30参照）とミントの葉をトッピングする。

2人分 きなこわらび餅

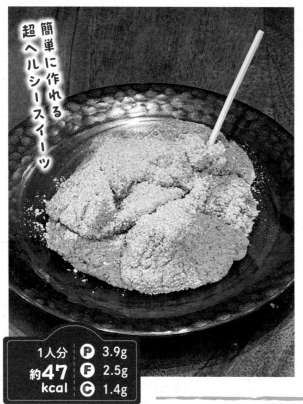

簡単に作れる
超ヘルシースイーツ

1
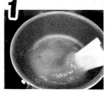
鍋に<u>サイリウム大1</u>、<u>ラカントS大2</u>、<u>水300㎖</u>を入れてよく混ぜながら粘り気が出るまで温める。

2
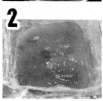
ラップを敷いたトレーに**1**を流し入れ、冷蔵庫で1時間以上しっかり冷やす。

3
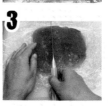
2をラップごと取り出し、食べやすい大きさに切り分ける。

4
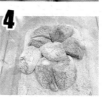
別のトレーに<u>きなこ、ラカントS各20g</u>を混ぜ合わせ、**3**にまぶす。

1人分	P	3.9g
約47 kcal	F	2.5g
	C	1.4g

2人分 抹茶わらび餅

抹茶の苦みと
ラカントの甘味が最高

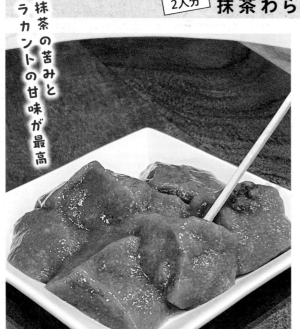

1
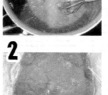
鍋に<u>サイリウム大1</u>、<u>ラカントS大5</u>、<u>抹茶粉末大1</u>、<u>水300㎖</u>を入れてよく混ぜながら粘りけが出るまで温める。

2
ラップを敷いたトレーに**1**を流し入れ冷蔵庫で1時間以上しっかり冷やす。

3
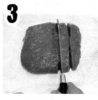
2をラップごと取り出し、食べやすい大きさに切り分ける。

1人分	P	0.9g
約8 kcal	F	0.2g
	C	0g

サイリウム

アーモンドミルクのプリン
2個分

温め

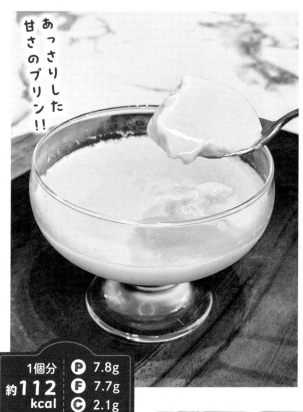

あっさりした甘さのプリン!!

1
卵2個とアーモンドミルク350㎖をブレンダーにかける。

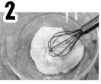

2
アガー5g、ラカントS大4を混ぜ合わせておく。

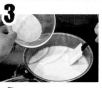

3
鍋に**1**を入れて弱火にかけ、**2**を混ぜながら数回に分けて入れる。

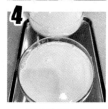

4
ふつふつと煮立ったら熱いうちに器に入れ、荒熱が取れたら冷蔵庫で冷やす。

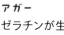

1個分	P	7.8g
約112 kcal	F	7.7g
	C	2.1g

アガー
ゼラチンが生フルーツNGなのに対して、アガーは海藻から生まれたゼリーの素なのでフルーツOK

マンゴーババロア
2個分

温め

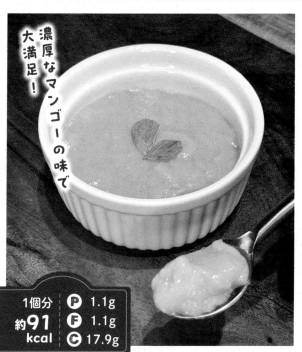

濃厚なマンゴーの味で大満足!

1
冷凍マンゴー200gを解凍し、アーモンドミルク160㎖とブレンダーにかける。

2
サイリウム小1、ラカントS大1、アガー5gを混ぜ合わせておく。

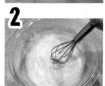

3
鍋に**1**を入れて弱火にかけ、**2**を混ぜながら数回に分けて入れる。

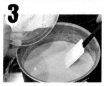

4
ふつふつと煮立ったら熱いうちに器に入れ、粗熱が取れたら冷蔵庫で冷やす。ミントの葉を飾る。

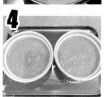

1個分	P	1.1g
約91 kcal	F	1.1g
	C	17.9g

4人分 いちご羊羹

ねっとりした食感がクセになる

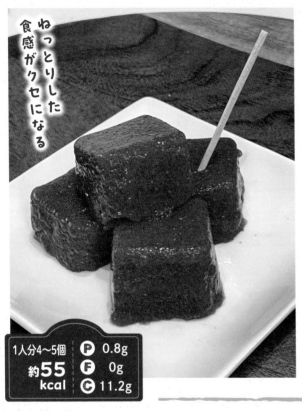

1人分4〜5個	P	0.8g
約55 kcal	F	0g
	C	11.2g

1 いちご400gをブレンダーにかける。

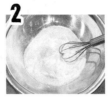

2 こんにゃく粉小2、アガー大1.5、ラカントS大6を混ぜておく。

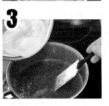

3 鍋に **1** を入れて弱火にかけ、**2** を混ぜながら数回に分けて入れる。

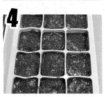

4 ふつふつと煮立ったら熱いうちにシリコン型に入れる。粗熱が取れたら冷蔵庫で冷やす。

3個分 コーヒーゼリー

ナント脅威の18kcal

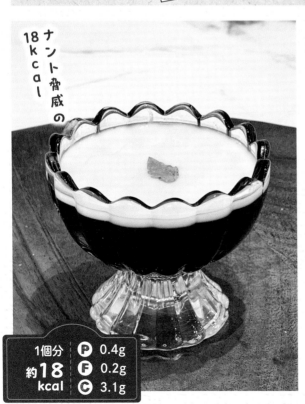

1個分	P	0.4g
約18 kcal	F	0.2g
	C	3.1g

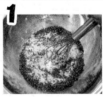

1 インスタントコーヒー大1、ラカント大3、アガー小1.5を混ぜておく

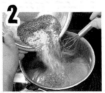

2 鍋に水300㎖を入れて弱火にかけ、**1** を混ぜながら数回に分けていれる。

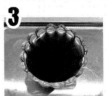

3 ふつふつと煮立ったら熱いうちに容器に入れる。粗熱が取れたら冷蔵庫で冷やす。

4 食べる前にアーモンドミルク適量とミントの葉を添える。

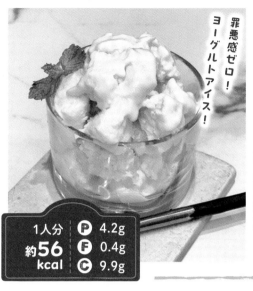

罪悪感ゼロ！ヨーグルトアイス！

1人分 約**56** kcal	**P**	4.2g
	F	0.4g
	C	9.9g

2人分　ヨギーパインアイス

1 冷凍パイナップル60gを食べやすい大きさに細かく切る。
※切っている最中に溶けてきても問題無し。

2 ボウルに**1**、無脂肪・無糖ヨーグルト200g、ラカントS30gを入れて混ぜる。

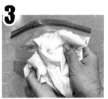

3 **2**を保存袋に入れて冷凍庫で2時間以上凍らせ、食べる10〜15分程前に室温において少し柔らかくなったら、袋ごと揉む。

4 器に盛り、ミントの葉があれば飾る。

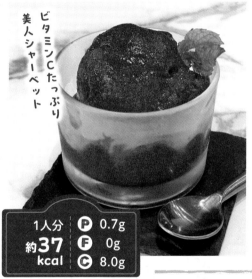

ビタミンCたっぷり美人シャーベット

1人分 約**37** kcal	**P**	0.7g
	F	0g
	C	8.0g

2人分　いちごソルベ

1 いちご200g、ラカントS30g、レモン汁小1をミキサーにかける。

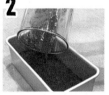

2 **1**を保存容器に入れ、冷凍庫で約2時間凍らせる。

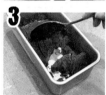

3 食べる前に室温に10分程度おいて少し柔らかくなったら器に盛り、ミントの葉を飾る。

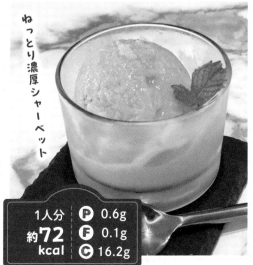

ねっとり濃厚シャーベット

1人分 約**72** kcal	**P**	0.6g
	F	0.1g
	C	16.2g

2人分　マンゴーソルベ

1 マンゴー200g、ラカントS30g、レモン汁小1をミキサーにかける。

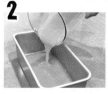

2 **1**を保存容器に入れ、冷凍庫で約2時間凍らせる。

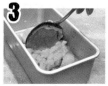

3 食べる前に室温に10分程度おいて少し柔らかくなったら器に盛り、ミントの葉を飾る。

小麦粉 → 卵白で低カロリー

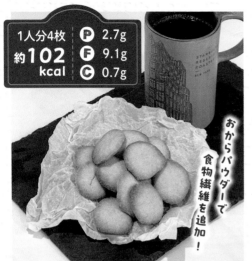

1人分4枚	P	2.7g
約**102** kcal	F	9.1g
	C	0.7g

> おからパウダーで食物繊維を追加！

約20枚分 卵白クッキー

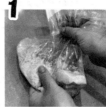

1 よく混ぜ溶いた卵白40g（卵白約1個分）、おからパウダー・ラカントS・ココナッツオイル各40g、バニラエッセンス2〜3滴を保存袋に入れ、全体が均一になじむまで揉んで混ぜ合わせる。

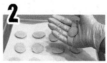

2 1を手で丸めて平たくつぶし、クッキングシートを敷いたオーブン皿に並べる。

3 170℃のオーブンで約20分焼き、冷ます。
※焼きあがった直後はしっとりしていますが、冷めるとカリッと食感に。

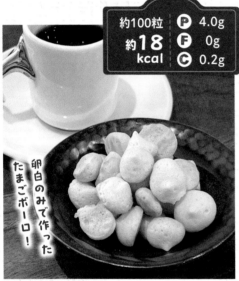

約100粒	P	4.0g
約**18** kcal	F	0g
	C	0.2g

> 卵白のみで作ったたまごボーロ！

約100粒 卵白ボーロ

1 卵白40g（卵白約1個分）、ラカントS30gをボウルに入れて泡だて器で角が立つまでしっかり混ぜ合わせ、保存袋に入れる。

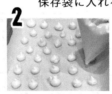

2 オーブン皿にクッキングシートを敷き、1の袋の角を切って約1cmのボール状に絞り出す。

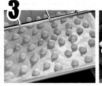

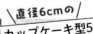

3 100℃のオーブンで25〜30分焼く。

直径6cmの カップケーキ型5個 卵白カップケーキ

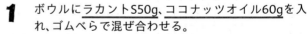

1 ボウルにラカントS50g、ココナッツオイル60gを入れ、ゴムべらで混ぜ合わせる。

2 1によく混ぜ溶いた卵白80g（卵白約2個分）を数回に分けて入れて、なめらかになるまで混ぜ合わせる。

3 2にオートミール粉80gとベーキングパウダー小2を数回に分けてふるい入れ、混ぜ合わせる。

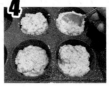

4 スプーンで3を耐熱型に入れる。

5 170℃のオーブンで20〜25分焼く。

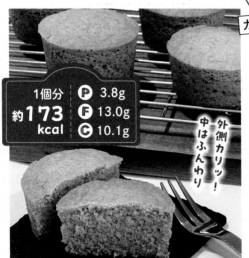

1個分	P	3.8g
約**173** kcal	F	13.0g
	C	10.1g

> 外側カリッ！中はふんわり

揚げる＋砂糖 → レンチン＋ラカントS

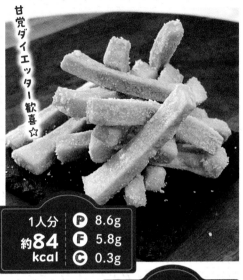

甘党ダイエッター歓喜☆

1人分	P	8.6g
約84 kcal	F	5.8g
	C	0.3g

高野豆腐かりんとう

レンジ

1 高野豆腐1枚を水(分量外)に浸して戻す。

2 1をキッチンペーパーで包み、水けをしっかり絞る。

3 2を5mm程度の細切りにする。

4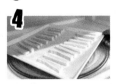
平たい耐熱皿にクッキングシートを敷き、3を並べて3分レンチン。裏返してさらに3分レンチン。
※表面がカリッとなっていればOK。

5 耐熱容器に水・ラカントS各大1を入れて10～15秒レンチン。(ラカントが溶ければOK。)

6 4に5を回しかけ、手早く混ぜ合わせる。

1人分	P	0.9g
約127 kcal	F	0.5g
	C	30.3g

揚げずにレンチンっ！

芝けんぴ

2人分

レンジ

1 洗ったさつまいも1個(200g程度)を皮ごと5mm程度の細切りにし、水にさらす。

2 平たい耐熱皿にクッキングシートを敷いて1を並べ、4分レンチン。

3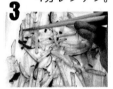
2をレンジから出し、裏返すように軽く混ぜ、再度4分レンチン。

※レンジの加熱時間は様子を見て調整。カリカリになればOK！

4 耐熱容器に水・ラカントS各大1を入れ、10～15秒レンチン。(ラカントが溶ければOK)

5 3に4を回しかけ、塩ひとつまみを振りかけたら混ぜる。

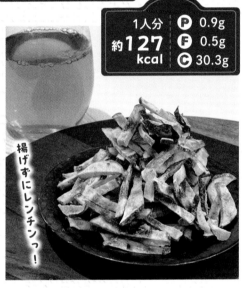

病みつきになる甘辛味

1人分	P	3.8g
約100 kcal	F	0.2g
	C	16.0g

ごぼうスティック

レンジ

1 洗ったごぼう1/2本(150g程度)を皮ごと5mm程度の細切りにし、水にさらす。

2 平たい耐熱皿にクッキングシートを敷き1を並べ、4分レンチン。

3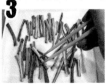
2をレンジから出し、裏返すように軽く混ぜ再度4分レンチン。

※ある程度水分が飛び、噛み応えのある硬さになればOK！

4 耐熱容器に醤油・ラカントS各小2を入れて混ぜ、10～15秒レンチン。(ラカントが溶ければOK)

5 3に4を回しかけて混ぜ、好みで七味少々をかける。

オーブン

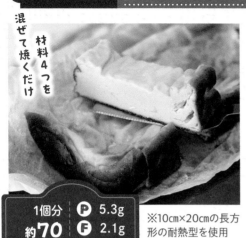

混ぜて焼くだけ 材料4つを

1個分	P	5.3g
約**70** kcal	F	2.1g
	C	7.4g

※10cm×20cmの長方形の耐熱型を使用

6個分 チーズケーキもどき

1 ボウルに無糖・無脂肪ヨーグルト450g、卵2個、<u>ラカントS100g</u>、コーンスターチ20gを入れてなめらかになるまで泡だて器で混ぜる。

2 クッキングシートを敷いた型に流し入れる。

3 180℃のオーブンで75〜80分（表面がきつね色になるまで）焼く。

4 オーブンから出し、粗熱がとれたら冷蔵庫に入れて冷やす。

5 冷えたら6等分に切り、器に盛る。

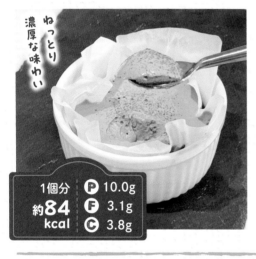

ねっとり濃厚な味わい

1個分	P	10.0g
約**84** kcal	F	3.1g
	C	3.8g

2個分 抹茶テリーヌ

1 無脂肪・無糖ヨーグルト100g、絹ごし豆腐150g、抹茶パウダー大2、ラカントS50g、バニラエッセンス2〜3滴をブレンダーで混ぜ合わせる。

2 <u>ゼラチン5g</u>を<u>湯50㎖</u>で溶かす。

3 **2**を**1**に入れ、ブレンダーで混ぜ合わせる。
※ゼラチンが固まってしまわない様に手早く行う。

4 器にクッキングシートを敷き、**3**を流し入れる。

5 ラップをして冷蔵庫で約2時間冷やす。

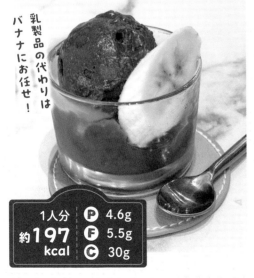

乳製品の代わりはバナナにお任せ！

1人分	P	4.6g
約**197** kcal	F	5.5g
	C	30g

2人分 チョコレートアイス

1

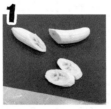

バナナ2本の皮をむき、飾り用に2枚薄切りを取り置く。

2 残りのバナナ、<u>ラカントS20g</u>、ココアパウダー30gをミキサーにかける。

3 **2**を保存容器に入れ、チョコチップ10gを散らして軽く混ぜ合わせ、冷凍庫で2時間以上凍らせる。

4 食べる前に室温に10分程度おいて少し柔らかくなったら器に盛り付け、**1**のバナナを飾る。

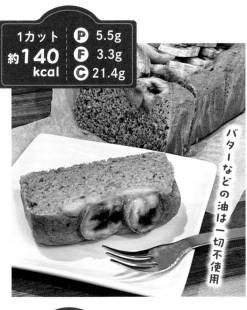

1カット	P	5.5g
約**140**kcal	F	3.3g
	C	21.4g

バターなどの油は一切不使用

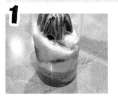 6カット分

バナナブレッド

 オーブン

1 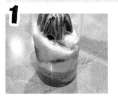 バナナ1本、オートミール粉120g、卵2個、ラカントS40g、ベーキングパウダー小2、アーモンドミルク大2をブレンダーでなめらかになるまで混ぜ合わせる。

2 クッキングシートを敷いた耐熱パウンドケーキ型(10×20cm)に**1**を流し入れる。

3 新たにバナナ1本を輪切りにして、**2**の生地の上に飾る。

※こちらのレシピは合計2本のバナナを使用します。

4 170℃のオーブンで約30分焼く。冷めたら型から出して6等分に切る。

1人分(5枚)	P	3.3g
約**127**kcal	F	3.7g
	C	18.4g

しっとり食感クッキー

約15枚分

チョコバナナクッキー

 オーブン

1 保存袋にバナナ1本、オートミール粉50g、ラカントS20gを入れ、揉んで混ぜ合わせる。

2 **2**にカカオニブ15gを入れてさらに揉んで全体をなじませる。

3 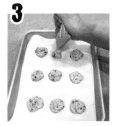 **2**の保存袋の角を切り、クッキングシートを敷いたオーブン皿に絞り出す。

4 180℃のオーブンで約25分焼き、冷ます。

1個分	P	8.9g
約**210**kcal	F	6.9g
	C	26.8g

ズボラの極みデザート

バナナブラウニー

 レンジ

1 耐熱容器に一口大にちぎったバナナ1本を入れ、フォークでつぶす。

2 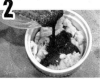 ボウルに卵1個とココアパウダー5gを入れ混ぜて、**1**に流し入れる。

3 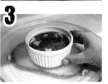 3分レンチン。(ふきこぼれそうな場合は一度加熱を中断し、生地のふくらみが収まったら再度加熱)

4 冷蔵庫で冷ます。

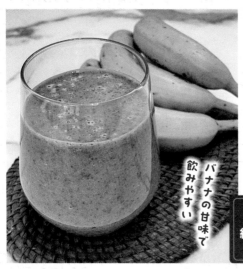

バナナの甘味で飲みやすい

ほうれん草スムージー

1

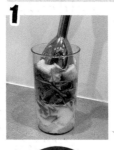

ほうれん草70g、輪切りにした冷凍バナナ1/2本（60g程度）、冷凍パイナップル70g、アーモンドミルク150mℓをミキサーにかける。

POINT

パイナップル缶は砂糖が添加されているので、生や冷凍のものを使う。冷凍フルーツを使うと冷たく仕上がる。

1杯分	P	3.5g
約**130**kcal	F	2.3g
	C	21.8g

ビタミン豊富なベリー系フルーツを

いちごスムージー

1

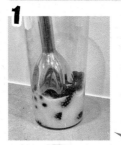

いちご100g、冷凍ブルーベリー50g、アーモンドミルク100mℓ、ラカントS小1をミキサーにかける。

POINT

冷たい飲み物が苦手な場合は生のブルーベリーを使用して作っても美味しく出来上がる。

1杯分	P	1.7g
約**70**kcal	F	1.4g
	C	11.9g

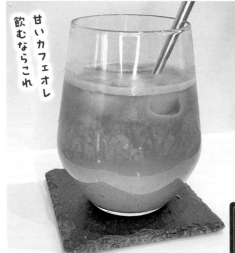

甘いカフェオレ飲むならこれ

アイスカフェオレ

1

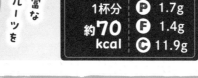

プロテインシェイカーにプロテインパウダー（バニラ味）20g、無糖ブラックコーヒー200mℓを入れ、シェイクする。

2 氷適量を入れたグラスに**1**を注ぎ、豆乳55mℓを注いだら出来上がり。

1杯分	P	15g
約**110**kcal	F	2.3g
	C	3.6g

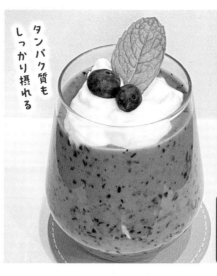

タンパク質もしっかり摂れる

ブルーベリーバニラシェイク

1 プロテインパウダー（バニラ）20g、アーモンドミルク250㎖、冷凍ブルーベリー100gをジューサーにかける。※ジューサーが無ければミキサーやブレンダーでもOK！

2 1をグラスに注ぎ、無脂肪・無糖ヨーグルト50gをのせ、トッピングのブルーベリー2粒とミントの葉1枚を飾る。

1杯分		
約**188**kcal	**P**	16.6g
	F	4.4g
	C	13.6g

いちご＋バニラプロテイン

いちごバニラシェイク

1 プロテインパウダー（バニラ味）20g、アーモンドミルク250㎖、冷凍いちご100gをミキサーに入れて混ぜ合わせる。

2 1をグラスに注ぎ、ミントの葉1枚を飾る。

1杯分		
約**149**kcal	**P**	15.2g
	F	4.3g
	C	7.8g

毎日おんなじプロテインに飽きたらこれ作ってみて！

キウイヨーグルトシェイク

1

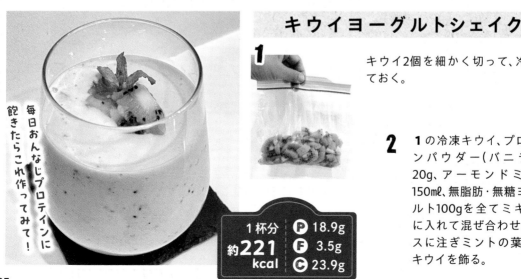

キウイ2個を細かく切って、冷凍しておく。

2 1の冷凍キウイ、プロテインパウダー（バニラ味）20g、アーモンドミルク150㎖、無脂肪・無糖ヨーグルト100gを全てミキサーに入れて混ぜ合わせ、グラスに注ぎミントの葉1枚とキウイを飾る。

1杯分		
約**221**kcal	**P**	18.9g
	F	3.5g
	C	23.9g

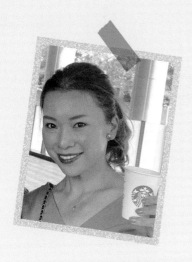

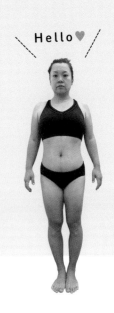

ちゃんるい

1981年生まれ、現在42歳。

身長162cm、人生ずっとデブのアラフォー主婦。

子育てをする傍ら、2021年1月ダイエットを開始。

1年半で29kg（82kg→53kg）の大減量に成功！

インスタグラム＠change_my_boooodyで

ダイエット方法・レシピ・マインドを発信。

30〜50代の女性を中心に注目を集め、

2023年にはTVのダイエット特集にも出演。

現在は美容体重を目指して更なる挑戦中！

Hello♥

デザイン・レイアウト
　　　　　三橋理恵子（Quomodo DESIGN）
　　　　　MiKEtto／松下
　　　　　村野 千草（Bismuth）

アラフォーで29kg減
甘やかしダイエット

2024年5月28日　第1刷発行

著　者　ちゃんるい
発行者　清田則子
発行所　株式会社　講談社
　　　　〒112-8001　東京都文京区音羽2-12-21
　　　　販売　TEL03-5395-3606
　　　　業務　TEL03-5395-3615
編　集　株式会社　講談社エディトリアル
代　表　堺 公江
　　　　〒112-0013　東京都文京区音羽1-17-18　護国寺SIAビル6F
　　　　編集部　TEL03-5319-2171
印刷所　TOPPAN株式会社
製本所　加藤製本株式会社

KODANSHA

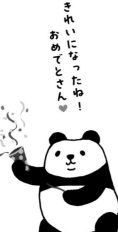

きれいになったね！
おめでとさん♥